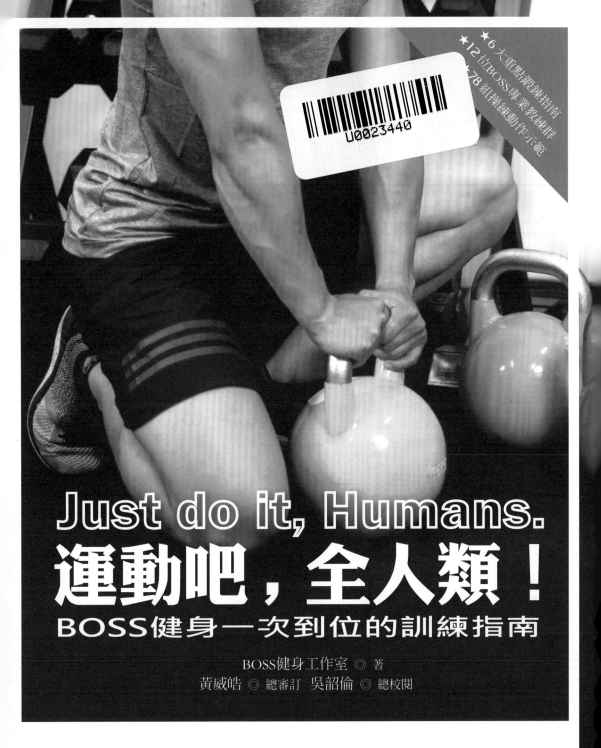

★6大重點鍛鍊指南
★12位BOSS專業教練群
★78組操練動作示範

U0023440

Just do it, Humans.
運動吧，全人類！
BOSS健身一次到位的訓練指南

BOSS健身工作室 ◎ 著

黃威皓 ◎ 總審訂　吳韶倫 ◎ 總校閱

參考美國肌力與體能協會、運動醫學協會訓練指導方針，
帶給您健身運動最權威的資訊。

CONTENTS

Part
01
下肢推系列 |
強化骨骼與肌肉，提升日常行動的穩定力和負重力
常見為蹲舉動作，這類型也許是人類最常展現出的能力，舉凡走路、
跑步、坐下、蹲下、站立、跳躍等。

雙邊下肢推（Bilateral knee dominate）

單邊下肢推（Unilateral knee dominate）

Part
02
下肢拉系列 |
矯正姿勢，激活臀部肌群，預防常見的運動傷害
常見為硬舉動作，充分表現下半身後側力量，經過核心肌群串聯到
上半身之能力，同時訓練出漂亮的腰臀曲線。

雙邊下肢拉（Bilateral hip dominate）

Part

03

上肢推系列 |
全範圍開發肌群，提升肩胛骨關節活動力和穩定力

舉凡伏地挺身、臥舉、肩推舉等，將物體推離本身或將自己推離固定位置的動作，像是簡單從床上爬起，到阻擋一項高速衝撞的物體，都需要這類能力，同時對於打造出厚實胸膛與強韌臂膀，有一定的幫助。

垂直方向推（Vertical push）

CONTENTS

Part 04

上肢拉系列 |

改善駝背，矯正圓肩，回轉身體的端正挺拔

常見有引體向上、划船等，將物體拉向身體或將自己拉向固定位置的動作，順利展現翻越阻礙、攀爬高處的功能，可改善姿勢不良、腰背疼痛等問題。

垂直方向拉（Vertical pull）

Part 05

核心訓練系列 |
抵抗姿勢破壞，加強力量傳遞，穩定身體控制力
常見棒式、跪站、懸吊等卓越化訓練，本書大部分的動作都包含一定的核心訓練效果，這也代表人體展現出的任何動作，核心肌群都將參與其中，同時破除一般人常見的誤解，讓身體不只是著眼六塊肌、人魚線而已，達到卓越訓練。

CONTENTS

Part 06
肌內效貼布對訓練上的應用 |
固定肌群，增強運動表現

正確的貼紮方式矯正姿勢、固定肌群，降低運動過程帶來的傷害，在自然拉伸收縮中為訓練著力。

推薦序一
一本專業的健身訓練指南專書

看到 Boss 團隊寫了《運動吧，全人類！──BOSS 健身一次到位的訓練指南》心中充滿感動與興奮。

感動的是，看到一位有為的青年，逐步踏實實現自己的理想與目標，興奮的是，終於見到專業的、一次到位的健身訓練指南專書。

夢想先行，從人體動作特性出發

威皓從大學起，就非常認真地學習各種格鬥技術與健身訓練的方法，他跟隨許多專業的老師與教練學習，而且還能夠從中進行歸納整理，分門別類。

這次所寫的健身訓練指南中，是從人體動作的特性來撰寫，內容包含上肢的推與拉、下肢的推與拉、核心訓練以及肌內效貼的使用。

這樣的編排與傳統上所見到「以局部肌肉為訓練重點」的操作方式有所不同，在在都顯示出威皓在這方面的用心。

本人忝為威皓在大學時的導師，與威皓相處的過程中，聊到畢業後的想法與理想時，他毫不猶豫地告訴我，他以後要開一家健身房，教導大家正確的健身方法，希望大家身體健康，體魄雄健。

理念扎根，傳播正確的健身方法

畢業後三年，他就在士林捷運站旁開了「BOSS 健身工作室」，隔了一年再開第二家。說實在的，我很佩服威皓的勇氣與毅力，因為我也曾夢想開一家國術訓練中心，可到現在 20 多年過去了，都還沒有實現。

我也想寫一本探討太極拳力學的專書，想了 10 多年，目前也還沒有影子，可威皓劍及履及，說到做到，這是我不足的地方，所需要學習的地方。

核心肌群的訓練，提供人體穩定的支撐與平衡所需，因為在體內，所以經常被人麼所忽略，如何有效地訓練核心肌群，便成為近年來的顯學。

書中提供詳盡且按部就班的訓練指南，相信能夠幫助想要增強自己核心肌群能力的朋友們。不過，如果能在專業的教練指導下練習，一定更能夠得到事半功倍的效果。

我深信，威皓希望傳播正確的健身方法，促進大家身體健康，體魄雄健的想法會一直持續下去，我也很樂意支持他的這項想法與做法，是為序。

莊榮仁 中國文化大學技擊運動暨國術學系副教授、生物力學博士

運動即人生，從現在開始存老本！

　　長期從事臨床神經科醫療業務，接觸診治無數神經系統疾病患者，尤其是俗稱中風的腦血管疾病，最常被問到的一句話是：「我應該要／不要做什麼，才不會中風？」

運動非勞動，建立健康觀念

　　面對這類的問題，我總是帶著微笑，耐心地提醒：「飲食要少糖少油少鹽」、「日常生活要規律運動、保持心情愉快」時，然而內心總是不免疑惑著，因為這些答案其實就像「太陽從東邊出來」，或是「一加一等於二」般，不是人盡皆知嗎？

　　「蝦米，我這樣運動量還不夠？」有個身材壯碩、皮膚黝黑的勞力型中年男子，對於自己正當盛年，卻罹患中風而憤恨不平，一聽到我的專業建議居然是「多運動」時，整個人從椅子上彈了起來，緊握著雙拳：「我每天都要搬上百斤的貨物、流幾公升的汗水，你還說我要多運動？」

　　「你這叫勞動，不是運動！」我平靜地看著他，以專業的威嚴無懼地說著。「生理活動」和「運動」，在醫學上有不同的定義。「生理活動」指的是增加基礎代謝能量消耗的骨骼肌收縮，產生的生理構造活動，例如工作需求、家居生活、休閒活動等等。相對地，「運動」是指有計劃性、目的性地針對生理健康所進行的重複性結構訓練。

健康實證醫學，一起運動吧！

　　這麼說來，一般認知的運動其實大多是侷限於生理活動的層次，除非這些過程經過縝密的計劃，以及目標明確性地執行。

　　探討運動對於生理和心理健康助益的實證醫學俯拾皆是，已無需贅言。從正面角度來看，近年來運動產業蓬勃發展的背後，代表著全人類、特別是已開發國家人民，對於健康這個攸關個人、家庭，甚至國家社會福祉的議題，已有了全新的視野；但是不可諱言地，這樣的普及性還是不夠，推廣的速度還是太慢了。

　　每個人開始矢志從事運動的動機縱有不同，我個人倒是體會到年近中年、生理機能逐漸衰敗退化之際，是該存點老本的時候了。

　　因緣際會認識 Boss Gym 團隊教練，也幾乎沒有中斷地和這群專家進行將近三年的訓練過程，得到的不僅僅是「你最近變瘦了！」或是「你最近變結實了！」這種表象的驚嘆號，而是對於運動是門專業的學問，以及健康促進不應只是紙上談兵，有了更深刻的體悟。「勞動非運動」、「人生即運動」，當你拿起這本書，代表一切都還來的及：「運動吧，全人類！」

許維志 新光醫院神經內科醫師、預防醫學博士

推薦序三
運動，人生最聰明的投資！

我每次在校園或其它場合做演講的時候，最想跟大家分享的一件事就是：「健康的身體是一切的本源，最聰明的投資其實是健康上的投資。」

斜槓熟男，藉由運動找回活力與快樂

我為什麼這樣說？因為只有你擁有健康的身體，你才能夠更好地工作、享受生活，否則一切都枉然，擁有再多物質和財富也無福消受。

我是個斜槓熟男，有不同的稱號「公關大佬」、「時尚達人」、「職場精英」，但其實我還有個更 cool 的稱號——「中國年會第一人」。我是從 2010 年開始養成健身的習慣，當初只是為了公司的年會表演要秀身材而運動，後來慢慢發現健身不僅讓我的身材變好了、人也變得更有活力了。

發覺健身巨大好處的我，將原本每週 3 次的運動頻率，逐漸發展為每天都運動的良好習慣，一直堅持到今天。即使在出差、長途旅行繁忙作息中，我也總不忘找時間健身或運動。

健身令人快樂，這是真的！科學研究表明，運動可以促進身體分泌多巴胺，而多巴胺正是戀愛中主導快樂和幸福感的物質，能夠讓你精神飽滿，充滿正能量。這也是我著迷健身的原因之一。

坐而言不如起而行，讓自己變好

我是在 2013 年回臺灣時認識威皓的，那時他提供的專業訓練及高服務意識讓我印象深刻。

後來，每次我回臺灣的時候都會請他指導我，漸漸地也成為了朋友。

我們常常會互相交流不同健康領域的知識與見解，每每討論到新的話題，他不斷擴充自我的積極態度，和掌握新事物的能力，總是展現出與眾不同的光芒。

去年，士林運動中心因翻修而面臨停館，威皓為了解決兄弟們的失業危機，立即採取行動，經過縝密的籌備與策劃，很快便在附近選址開了一間健身房，他的行動力由此可見一斑。我們常常只會空想而不願去付諸行動，相較之下，行動力正也是威皓今天會成功的原因之一。《運動吧，全人類！》這本書總結了他多年的經驗，希望大家坐而言不如起而行，才能讓自己變得更好！

在這個看臉的年代，我們時常抱怨爸媽把自己生得不夠好，顏值不夠高。可是你們想想，美醜是天生的，但身材是可以通過後天努力得來。愛美之心人皆有之，你的外形是別人認可你的第一步。你可以通過後天努力讓自己的身材更好一點。

健身心得，也是投資哲學

我有三點健身的心得，也是我的投資哲學，與你們分享：

一、做好 21 天。當你做一件事堅持 21 天以上就會養成深刻的習慣，成為自然。我剛開始健身時，確實要勉強自己去健身房，每次都要做很大的思想鬥爭，但是經過了小一個月不間斷的鍛煉，健身就成為我的一種習慣。當習慣成自然，你就成功了一大半！

二、越重視，越成功。當你把健身當成了自己生活的一部分，就一定會想辦法找時間來做。在我看來，健康就是很重要的事情，因為它是你做任何事的基礎。有的時候我坐飛機十幾個小時去紐約，一下飛機我必定會找一個時間去運動，不會給自己找理由。

三、改變，是最好的動力。當你堅持健身，收穫八塊腹肌，走在路上都能捕獲別人豔羨的眼光，你還會希望自己回到原來的樣子嗎？所以，好的改變，就是你繼續堅持下去最好的動力！

現在有沒有去健身的衝動？還等什麼，快去吧！
與其怨天尤人，不如行動起來，為人生做最聰明的投資！

劉希平 萬博宣偉公關中國區董事長、暢銷書《天下沒有陌生人》作者

總序
運動，使我的青春不迷茫

　　小時候愛跑愛動的我，像匹狂野的馬，註解這輩子就是要走上運動這條路。

　　進入學校，自然而然就與運動結下不解之緣，跟著國小校隊土法煉鋼，練了三年的跆拳道，國高中加入籃球隊，擅打大前鋒，了解到運動並非單靠力氣，還需要智取，慢慢收斂起蠻勁，在大學培養出伺機而動的戰術型選手。

汗水和淚水交織的選手路

　　訓練的過程往往異常艱辛，然而卻從不喊苦。

　　從小在別人眼中的我，或許就是個不會讀書，未來令人擔憂的運動員，當時心想：「為何學體育的孩子，在台灣環境下會被這樣看待？難道因為比賽只講求成績？還是政府不重視的結果？」不管什麼原因，我依然選擇了堅持下去，只為堅持所熱愛的運動！

　　西元兩千年，進入文化大學就讀，也正式開啟了我的散打選手生涯，建立起正確的訓練機制，同時代表校內出賽，然而風光的背後卻有不為人道的辛酸。

　　學長對我說：「英雄是孤獨的！」而我正走在孤獨這條路，由於訓練維艱，當時全隊只剩下三人，每天勤練四個小時以上，讓汗水盡情宣洩年輕時代逐夢的渴望。

　　2012 年，出國比賽前的一場比賽，終於拿下生涯中的第一面金牌，自以為如魚得水了，進行下一場的金牌殊死戰，迎來再度奪勝之際，卻在意外中折斷了腳，左膝十字韌帶內側的副韌帶應聲斷裂，經過半年的休息、復健，才能再度重回喜愛的賽場。

　　也因為這場突發意外，有了沉潛思考的機會，同時開始接觸重量訓練，研究起如何藉由復健治療來增強本體，進而開啟投身運動訓練的想法。

榮耀轉身，邁向教練之路

　　選手之路總有艱辛和風光的一面，雖然一路過關斬將，得到不少掌聲和獎盃，但總覺得少了些什麼？

　　從一開始被視為偶像的選手之路，轉換跑道至訓練教學，不只是心態上，還包括實務上，中間的轉變可說極大。

　　運動員的技能——從不會到會、從會到變熟練，需要持續累積足夠的訓練量及經驗值，才能衝破極限，在競技場上發揮過人的巔峰，但是當榮耀轉身之後，一名懂得自我精進的運動員，並不一定就是一個會教人的好教練！

「世俗眼中的好教練，究竟是什麼模樣？」曾經思考許久，但現在的我已經不再迷茫！因為我想做的好教練，正是帶給學員安全、適合、有效益的訓練，使人的身心靈健康，帶領別人走出屬於自己的精彩人生。

　　這十八年來，「健身不是曾經擁有，而是天長地久！」已成了我的座右銘。

　　在這樣的理念之下，我找了幾個志同道合的夥伴，創立了「BOSS 健身工作室」，以四大核心價值——服務、責任、誠信、求進，作為四大方針持續前進。

　　運動，曾使我的青春不迷茫，也希望在這條訓練路上，藉由我的經驗分享，能讓每個人都能找到自己不迷茫的強壯之路，成為自己人生的冠軍。

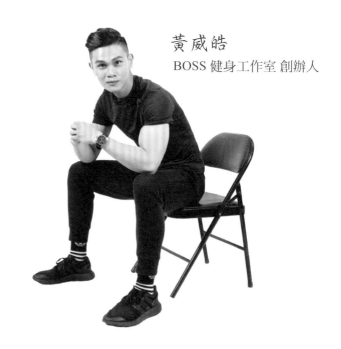

黃威皓
BOSS 健身工作室 創辦人

前言
捍衛世界之前，請先裝備好自己

你是否也曾經嚮往超級英雄捍衛世界、為生命而戰的熱血行動？

然而，生活中的種種考驗，時常讓人喘不過氣？趕工、加班都來不及了，哪裡還有時間運動？

Stop! Just do it, Humans. 世界很紛亂，你要學著堅強，讓自己累積厚實力，就從鍛鍊身體做起！

戰鬥開始了，一起變強吧！

上班燒腦，下班操煩，來運動吧！

BOSS 健身工作室團隊經常遇到各式各樣的人，頻頻尋求和運動員一樣強壯，卻找不到正確合宜的方法，很多人不免同樣感到疑惑，坊間訓練方式百百種，想接觸健身的人，又該從何選擇呢？

不管你選擇何種方式，請務必切記：「沒有最好的訓練方法，但有適合且安全的方式可做選擇！」

許多人從自我摸索階段，到教練帶領課程，再到不斷驗證體能訓練，卻往往忽略了眼前的成果只是一時，重要的仍是運動本身是否帶給樂趣和成長的體認，這也是 BOSS 健身工作室想持續傳承的意義和價值，因而有了出書的契機，《運動吧，全人類！—— BOSS 健身一次到位的訓練指南》於焉誕生。

人體的自然動作不外乎推、拉、轉、走，正是訓練中的核心價值，於是書中不用肌群去找訓練動作，而是用人體的自然方向性分類來做訓練。

全書編排邏輯，先從 78 組動作介紹、訓練肌群、步驟引導、關鍵重點等提示，方便讀者依循解說進行練習，除了 BOSS 教練真人示範之外，更有模擬動態訓練的插畫示意，精準掌握正確技巧，同時提供每組步驟的中英名稱對照，方便有心的練習者後續的延伸查找與比對。

此外，特別於附錄分享課表範例及學員練習成果，讓大家能夠用比較簡單的組合模式（三階段循序漸進計劃），累積一定的動作次數、組數，進而得到足夠的訓練量，將自己裝備完善。

藉由這些分類訓練，就能訓練到人體百分之九十以上的肌肉群，而且比起一些訓練法，更能達到運動生活化，甚至提升運動表現。

持之以恆，你就是地表最強！

由於人的體能永遠處於變動情況，透過基礎訓練，需要無時無刻重新校正，並且持之以恆的練習。

本書彙整 6 大重點鍛鍊指南、12 位 BOSS 專業教練群、78 組操練動作示範，參考美國肌力與體能協會、運動醫學協會訓練指導方針，帶給您健身運動上最專業權威的資訊，做得正確、降低傷害、掌握關鍵技巧、提升運動表現，身體將給您最有感的正面回應：

◆下肢推系列（10 組）：蹲舉動作，例如走路、跑步、坐下、蹲下、站立、跳躍，在有限時間裡大幅增進運動能力、提升代謝力，進而改變體態。

◆下肢拉系列（11 組）：硬舉動作，充分表現下半身後側力量，經過核心肌群串聯到上半身之能力，同時訓練出漂亮的腰臀曲線。

◆上肢推系列（24 組）：舉凡伏地挺身、臥舉、肩推舉等，將物體推離本身或將自己推離固定位置的動作，打造出厚實胸膛與強韌臂膀。

◆上肢拉系列（9 組）：常見有引體向上、划船等，將物體拉向身體或將自己拉向固定位置的動作，改善姿勢不良、腰背疼痛問題。

◆核心訓練系列（24 組）：常見棒式、跪站、懸吊等卓越化訓練，讓身體不只是著眼六塊肌、人魚線而已。

◆肌內效貼布應用：正確的貼紮方式矯正姿勢、固定肌群，降低運動過程帶來的傷害，在自然拉伸收縮中為訓練著力。

輔助系工具，達到事半功倍效益

《運動吧，全人類！》定位為工具型作品，一本專為想運動的人類們所量身打造的日常鍛鍊書，並結合輔助系工具可供使用。

例如肌內效貼布，現今已廣泛運用在運動者身上，有著促進、恢復、固定等用途，本書中將分享如何在訓練中輔助訓練肌群，達到事半功倍的效益！

另外，還可藉由教練指引或搭配軟體提示系統，幫助使用者在日積月累的訓練下，紀錄自身訓練狀況，隨時回傳或簡易監控自主訓練量是否過量或不足。

想要成功晉升地表最強，可以藉由較有效率的鍛鍊做起，依循本書課表中三個主要的訓練階段（三階段四日課表安排與動作選擇），從而改善體態、提升運動表現。第一階段：建立基礎動作模式；第二階段：建立穩定的動作表現；第三階段：建立力量表現，都可以在四日課表看到完整範例。

　　跟著 BOSS 專業教練群循序漸進，凡事避免操之過急，不求快，不躁進，真正的肌力與體能訓練，只能再一步步地走穩，一段時間後才能看到真正的效益！

　　本書想要傳遞正確運動觀念，BOSS 教練群在進修及教學中，不斷累積經驗並整合後的訓練方式，為的是帶給大家「有運動員的體態，沒有運動員的傷害」，若真的在訓練上還是有自己無法排除的困難，建議找到合適的教練，協助做出適合的運動指導，在此誠心的祝福各位，平安、快樂、健康。

　　現在，不要光看不練，帶上熱情，開始運動，一起變強吧！

　　【免責聲明】
　　本書是為了傳遞正確運動觀念而編寫，BOSS 始終強調「有運動員的體態，沒有運動員的傷害」，才是鍛鍊的本質，凡事避免操之過急，不求快，不躁進。
　　若是對於某些動作感到有難度或仍不清楚，甚至是開始進行之前，建議先找專業的教練，諮詢正確姿勢和技巧，協助做出適合且安全的運動指導，才能在運動中找到樂趣，真正達到身心靈的健康與平衡。

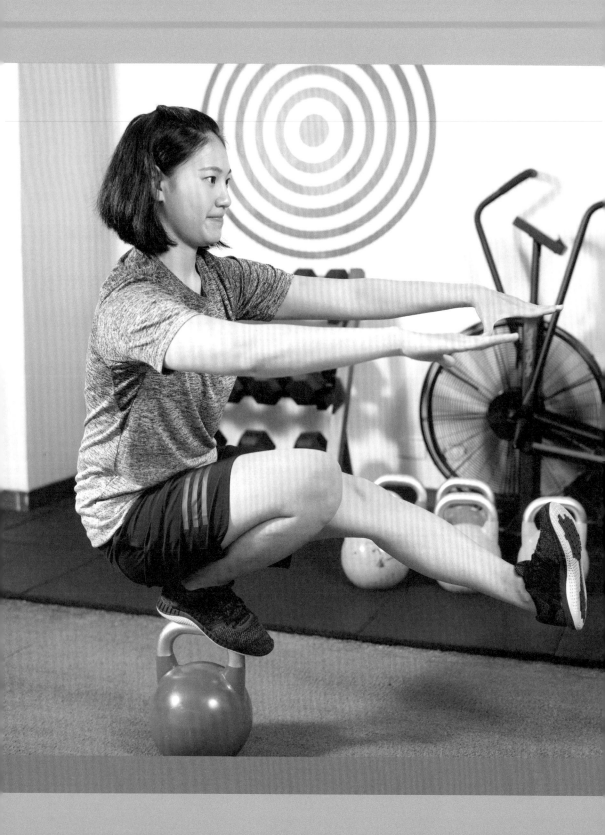

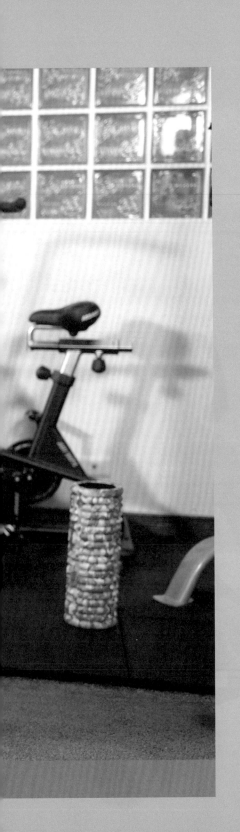

PART 1

下肢推系列

強化骨骼與肌肉，
提升日常行動的穩定力和負重力

　　下肢推為針對下半身肌力訓練為主的動作方向，最耳熟能詳的動作，不外乎蹲舉，不管是背槓、酒杯式或是單腿蹲等，都是十分常見的訓練方式。

　　日常行動多數均由下半身產生力量，例如：從椅子站起、蹲下撿拾物品等，這些都需要藉由下肢能力先使身體下蹲後再站起，而且下肢為人體第二心臟，藉由下肢推的不同訓練，強化骨骼與肌肉，進而提升日常生活品質。

　　由於下肢推動作包含了髖部、膝部及踝部等三個關節的活動，因此幾乎會鍛鍊到所有下肢的肌群，透過不同關節面與不同器材，所產生的訓練效應也大為不同。

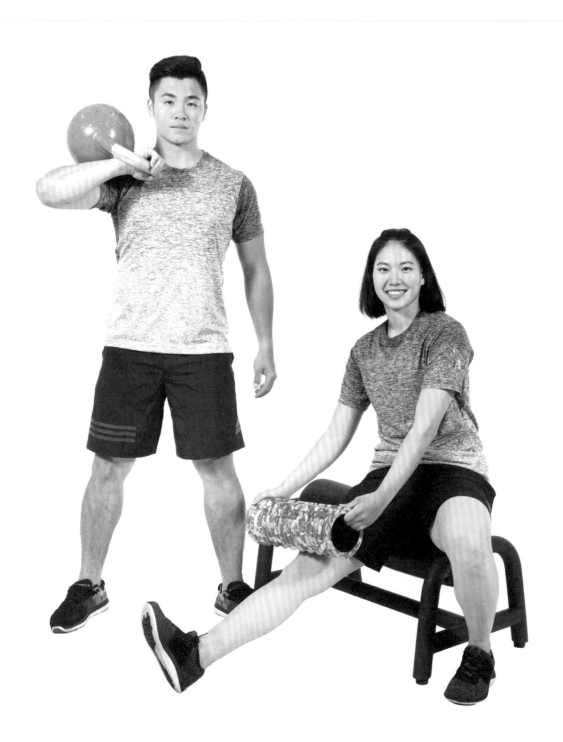

雙邊下肢推

◎ **反向平衡深蹲**（Counter balance squat）──
　◇徒手深蹲 （Squat）
　◇酒杯式深蹲（Goblet squat）
　◇雙手啞鈴深蹲（Dumbbell squat ）
　◇壺鈴架式深蹲（Kettlebell rack squat ）

　進行深蹲動作時，必須將臀部往後移動，在執行下蹲動作，此時容易出現一種狀況，身體重心不受控的往後移動，使執行動作者腳尖懸空、往後跌坐，或者是為了維持重心而出現不理想的動作。這時可以利用自身肢段或外在物體的重量，在重心移動的相反方向，也就是身體的前方做擺放，進而達到穩定與平衡的效果。
　本系列動作，相較於其他深蹲動作，更適合初學者或對身體控制不敏感的操作者，在下肢推動作模式學習上有良好的回饋。

◎ **槓鈴深蹲**（Barbell squat）──
　◇背蹲舉（ Back squst ）
　◇前深蹲（ Front squat ）
　◇箱式深蹲（Box squat）

　槓鈴深蹲系列動作，將奧林匹克槓鈴放置於身體上當作負重，並利用不同的負重位置，而達到不同的動作模式，適合不同狀況的訓練方式。
　優點在於，槓鈴的重心分配與放置方式，皆較適合提高身體上的負荷，在良好的動作模式下，能夠非常有效的提高訓練量，達到力量提升的效果；缺點則是，負重放置位置的關係，人體因必須適應負重的重心而去改變蹲姿，相較之下，反向平衡系列的動作，讓重量來適應人體動作的模式操作方式，是較為不友善的。
　對於一部分肢段長度特殊，或是關節活動角度受限的操作者來說，可能會無法適應某一種槓鈴深蹲之訓練，但在適當的訓練跟安排下，槓鈴深蹲系列不失為一種提升力量與運動表現的手段。

單邊下肢推

◎ **分腿姿勢**（Split position）──
　◇分腿蹲（Split squat）
　◇後腳抬高式分腿蹲（ Rear foot elevated split squat，RFESS ）
　◇側蹲（Lateral squat）

　在分腿姿勢下練習下肢推動作，能夠練習到較具有功能性的肌力，分腿姿勢在日常生活中的展現無處不在，例如走路、跑步、轉移方向等，由於髖關節由薦椎、獨立的兩邊髖骨與恥骨所組成，藉此能夠使髖關節的活動更為順暢。
　因為現代常見的坐姿生活，使得髖關節無法被獨立單邊控制動作，使髖關節的移動變得不順暢，因而導致可能發生的疼痛現象。

Squat

01 —
徒手深蹲

徒手深蹲較適合初學者所適用的訓練動作,不受限於任何器材,相對於其他負重深蹲來說較為簡單。

訓練肌群

膝關節伸展肌群、髖關節伸展肌群、踝關節伸展肌群、軀幹穩定肌群

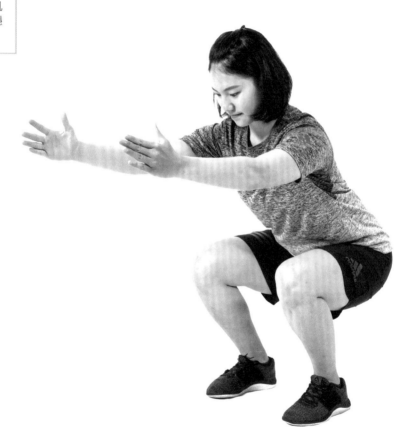

這樣做

1、下蹲時,想像後方有張椅子,將臀部坐至椅子上,輕微碰到後雙腳用力踩地板站起。

2、下蹲與站起時,維持重心在中心姿勢,確保腳底踩穩地板。

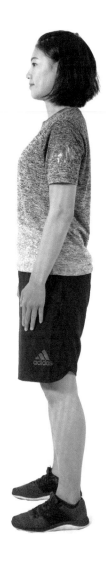

1 身體維持中立姿勢，
視線與脊椎垂直。

2
- 踩穩腳板，臀部向後向下移動，維持視線與脊椎垂直，雙手自然往前，與肩同高。
- 身體自然前傾，確保重心穩定，下蹲高度至大腿骨平行地面（若無活動度限制）。
- 最後，雙腳同時推蹬地板，回到開始動作（同步驟1）。

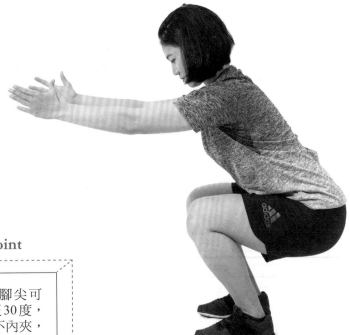

Point

執行動作時，腳尖可朝前或朝外0至30度，膝蓋保持穩定不內夾，與腳尖呈一直線。

Goblet squat

訓練肌群

膝關節伸展
肌群、髖關
節伸展肌
群、踝關節
伸展肌群、
軀幹穩定肌
群、肩關節
穩定肌群

02 ——
酒杯式深蹲

酒杯式深蹲可作為徒手深蹲後，開始負重訓練的第一選擇，此訓
練方式不僅能夠作為下肢訓練，也能有效改善深蹲的技術，並能
在執行深蹲動作時，同時增加上半身的穩定與負重能力。

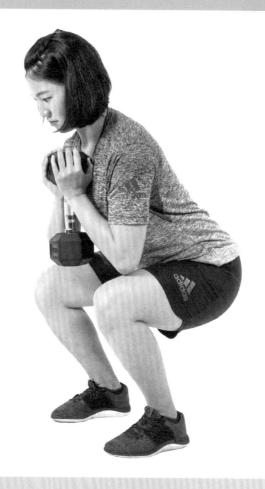

OSS
這樣做

1、預備時，身體維持中立姿勢，勿因負重改變姿勢。
2、下蹲時，想像後方有張椅子，將臀部坐至椅子上，輕微碰到後，雙腳用力踩
　　地板站起。
3、藉由前側負重，確保身體重心不會因下蹲或站起時感到不適應，以及身體不
　　平衡而跌倒。

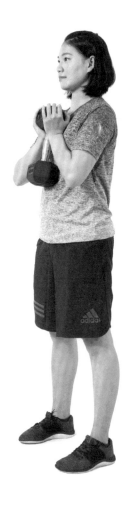

1 將啞鈴、壺鈴用手掌根撐住，兩手內收手肘朝前，負重靠在胸前。

2 身體維持中立姿勢，視線與脊椎垂直。

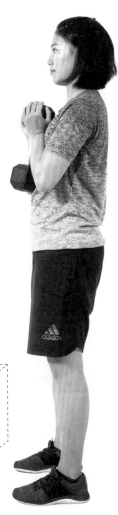

3
- 踩穩腳板，臀部向後向下移動，維持視線與脊椎垂直，動作過程中維持重量，上半部緊靠身體。
- 最後，雙腳同時推蹬地板，回到開始動作（同步驟1）。

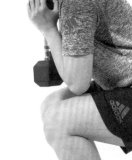

Point

雙手將啞鈴、壺鈴撐住，緊靠在胸前。

Dumbbell
squat

訓練肌群

膝關節伸展
肌群、髖關
節伸展肌
群、踝關節
伸展肌群、
軀幹穩定肌
群、肩關節
穩定肌群

03 ——
雙手啞鈴深蹲

啞鈴深蹲是非常好的訓練方式，不僅可以訓練下肢肌肉，同時模擬日常生活中的動作，例如：蹲下從地板撿起物品後站起。

雙手啞鈴深蹲，是用手持並垂放啞鈴於身體兩側，所進行的深蹲動作，此種負重方式能夠提起比酒杯式深蹲更重的重量，反向平衡的效果也較少，因此能夠作為提升訓練量，與熟悉不使用平衡方式練習自然蹲姿動作的手段。

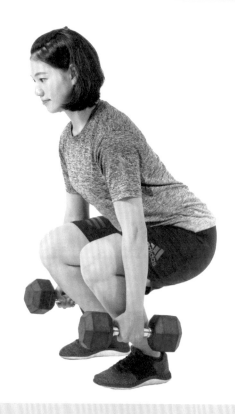

這樣做

1、提起重量較重時，身體可能因不平衡而晃動，穩定身體的平衡後才開始動作。

2、隨著下蹲與站立時，啞鈴保持與地面呈垂直的狀態。

3、下蹲時，想像後方有張椅子，將臀部屁股坐至椅子上，輕微碰到後雙腳用力踩地板站起

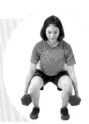

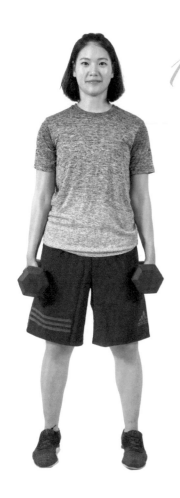

 1 雙手實握啞鈴，擺放位置於身體兩側。

2 身體維持中立姿勢。

3
- 踩穩腳板，臀部向後向下移動，維持視線與脊椎垂直。
- 動作過程中，維持重量垂直向下。
- 最後，雙腳同時推蹬地板，回到開始動作（同步驟1）。

Point

提起啞鈴時，肩膀不聳肩，下蹲時自然維持下放，注意勿因啞鈴的位置，而影響下蹲時維持膝蓋與腳尖呈直線。

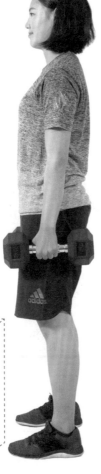

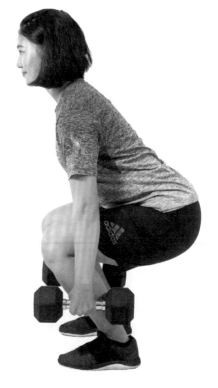

Kettlebell rack squat

04 ——

壺鈴架式深蹲

訓練肌群

膝關節伸展
肌群、髖關
節伸展肌
群、踝關節
伸展肌群、
軀幹穩定肌
群、肩關節
穩定肌群

壺鈴架式深蹲，是酒杯式深蹲的另一種變化，訓練方式是將雙手各持一顆壺鈴，兩顆壺鈴重量撐至兩手肘窩上進行深蹲。

相比雙手垂放的深蹲，將更重的負重放置身體兩側，壺鈴架式深蹲能夠將比酒杯式深蹲更重的負重，放置於軀幹上半部，利用壺鈴深蹲方式，藉由手臂力量支撐並穩定軀幹核心進行訓練。

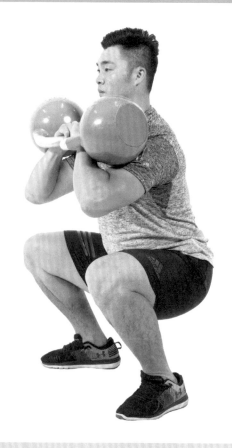

**OSS
這樣做**

1、提起重量較重時，身體可能因不平衡而晃動，穩定身體的平衡後才開始動作。

2、隨著下蹲與站立時，啞鈴保持與地面呈垂直的狀態。

3、下蹲時，想像後方有張椅子，將臀部屁股坐至椅子上，輕微碰到後雙腳用力踩地板站起。

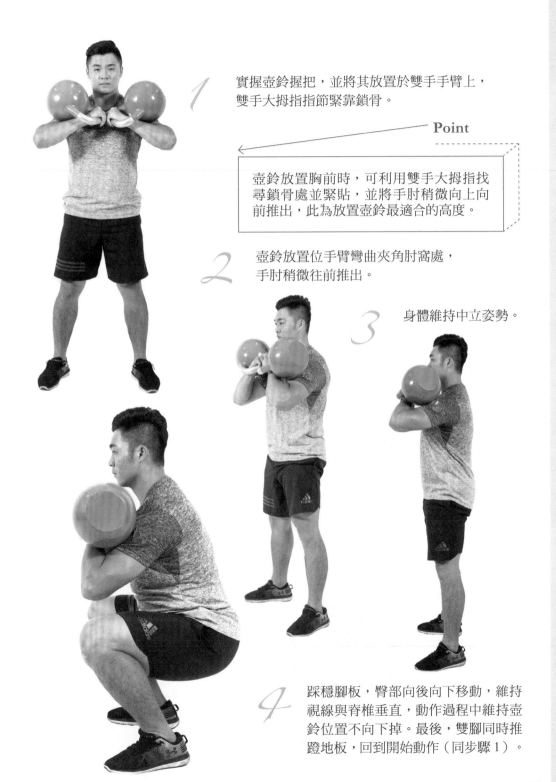

1 實握壺鈴握把，並將其放置於雙手手臂上，雙手大拇指指節緊靠鎖骨。

Point

壺鈴放置胸前時，可利用雙手大拇指找尋鎖骨處並緊貼，並將手肘稍微向上向前推出，此為放置壺鈴最適合的高度。

2 壺鈴放置位手臂彎曲夾角肘窩處，手肘稍微往前推出。

3 身體維持中立姿勢。

4 踩穩腳板，臀部向後向下移動，維持視線與脊椎垂直，動作過程中維持壺鈴位置不向下掉。最後，雙腳同時推蹬地板，回到開始動作（同步驟1）。

Back squst

05 —
背蹲舉

訓練肌群

膝關節伸展
肌群、髖關
節伸展肌
群、踝關節
伸展肌群、
軀幹穩定肌
群、肩關節
穩定肌群

背蹲舉，是將槓鈴作為負重阻力放置於身體背側上，並執行下肢
推動作。

背槓方式分為兩種：高槓（High bar）與低槓（Low bar），差別
在於槓放置高度位置的不同，而使身體在執行動作時，保持重心
位置的方式、軀幹傾斜的角度、膝蓋向前移動的距離，與腳踝在
動作中所需要的關節活動度，也會截然不同。

高槓背蹲舉下槓鈴所放置的位置，位於斜方肌上方，身體微微向
前傾斜為一般常見的方法，但因身體向前傾斜角度較小，膝蓋向
前移動的距離較大，對於踝關節活動度較小，或大腿股骨較長的
操作者來說，較為困難。

◆**高槓背蹲舉**

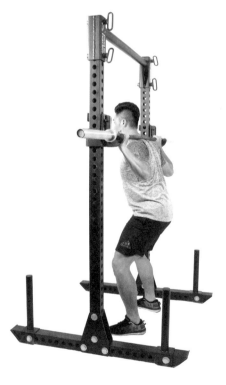

- 將槓鈴擺放至蹲舉架上，約與鎖骨
  同高後將雙手實握，鑽至槓鈴下方。
- 將位於肩膀上方和頸部下方之斜方
  肌上段，緊貼槓鈴中心位置。
- 雙腳置於槓鈴正下方，並打開與肩
  同寬。

Point

握槓鈴時，手腕保持
直立不折腕

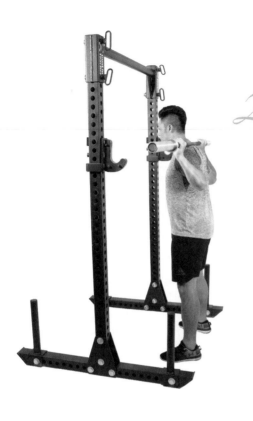

2

- 站起並穩定的向後方移動三小步，至適當且安全的位置。
- 站定後，保持身體稍微前傾，並讓槓鈴與腳底正中央對齊。

Point

背起槓鈴時，身體雖稍微向前傾斜，但必須繼續維持脊椎中立，並將肩胛骨向身體下方扣緊，且手肘指向後方。

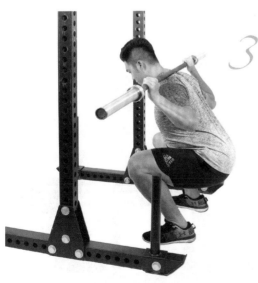

3

- 踩穩腳板，臀部向下移動，維持視線與脊椎垂直，動作過程中盡可能地保持槓鈴垂直向下移動。
- 最後，雙腳同時推蹬地板，回到開始動作（同步驟2）。

Point

高槓背蹲舉，相較於低槓背蹲舉下蹲時身體較為直立、膝蓋向前移動的距離較大。

低槓背蹲舉下槓鈴所放置位置，位於後三角肌上方，身體向前傾斜角度會比高槓來得多，此種背蹲舉方式對於大部分來說，相較於高槓背蹲舉平均約多了15%重量。但對於胸椎、肩胛骨、肩關節活動度較小的操作者來說，較為不友善，依照情況或在專業教練指導下，選擇適合自己的背蹲舉方式，較為適合。

◆低槓背蹲舉

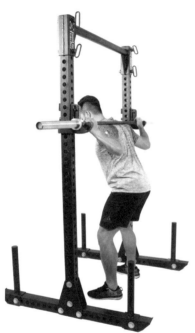

1
- 將槓鈴擺放至蹲舉架上，約與鎖骨下方同高後，將雙手實握。
- 鑽至槓鈴下方，並將位於肩膀下方之後三角肌緊貼槓鈴中心位置。
- 雙腳置於槓鈴正下方，打開與肩同寬。

2
站起並穩定的向後方移動三小步，至適當且安全的位置。站定後，保持略大於高槓背蹲舉的身體前傾角度，並讓槓鈴與腳底正中央對齊。

Point

低槓背蹲舉則身體較為傾斜、臀部往後移動的距離較大。

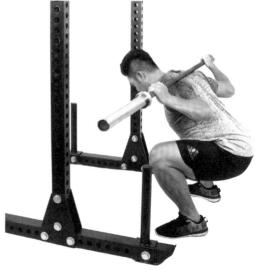

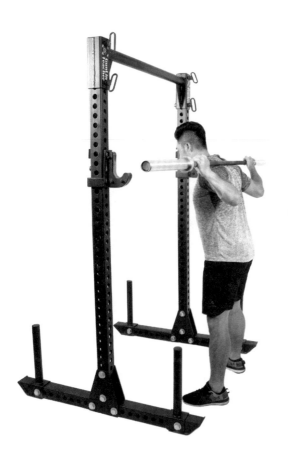

3

- 踩穩腳板，臀部向後移動，維持視線與脊椎垂直，動作過程中盡可能地保持槓鈴垂直向下移動。
- 最後，雙腳同時推蹬地板，回到開始動作。

ᐁOSS 這樣做

☆高槓背蹲舉：

1、背起槓鈴時，將槓鈴往下方扣緊，可使軀幹更加穩定。

2、下蹲時，想像正下方有張椅子，將臀部向下坐至輕微碰到後，雙腳用力踩地板站起。

3、站起時，想像背負之槓鈴是一雙手，將你向下壓，並使力用腳撐起。

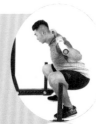

☆低槓背蹲舉：

1、背起槓鈴時，將槓鈴往斜後方扣緊，可使軀幹更加穩定。

2、下蹲時，想像後方有張椅子，向後坐至輕微碰到後，將臀部用力推回原位。

3、站起時，想像一雙手將臀部向斜後方拉住，並使力將之推回原位。

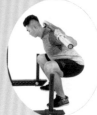

Front squat

訓練肌群

膝關節伸展
肌群、髖關
節伸展肌
群、踝關節
伸展肌群、
軀幹穩定肌
群、肩關節
穩定肌群

06 —
前蹲舉

前蹲舉,是將槓鈴放置前三角肌平台位置,優勢為身體相較於高
槓位背蹲舉,又再更為直立,正確操作下,能夠產生較少的脊椎
壓力。

前蹲舉訓練,在提升下肢肌力的同時,也能夠提升胸椎保持直立
的力量與手臂的肌力,缺點是需要的腳踝與上肢的肩胛骨、胸椎
的活動度較大,因身體較為直立與負重位置的關係,缺乏上肢活
動度的操作者,可使用雙手交叉或拉力帶輔助的負重方式。

◆雙手交叉前蹲舉

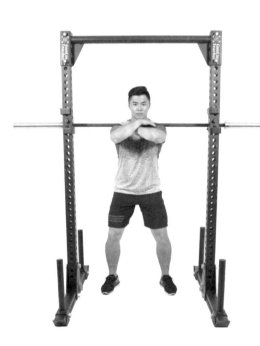

1

- 將槓鈴擺放至蹲舉架上,約與鎖
  骨同高後走至槓鈴下方。將位於
  肩膀上的前三角肌,緊貼槓鈴中
  心位置。
- 雙手交叉手掌壓穩槓鈴,手肘抬
  起向前。雙腳置於槓鈴正下方,
  並打開與肩同寬。

Point

站定預備位置時,需保持
手肘向前推出,而非腹部
向前推出。

**OSS
這樣
做**

1、若活動度有限制,無法完成上搏位置之負重方式,可使用
　拉力帶來增加手肘需要轉動的範圍,減少活動度需求。
2、下蹲過程中,將手肘持續保持往前往上推出,即為蹲得越
　低手肘抬得越高,能夠維持重心平穩,防止壺鈴掉落。

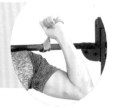

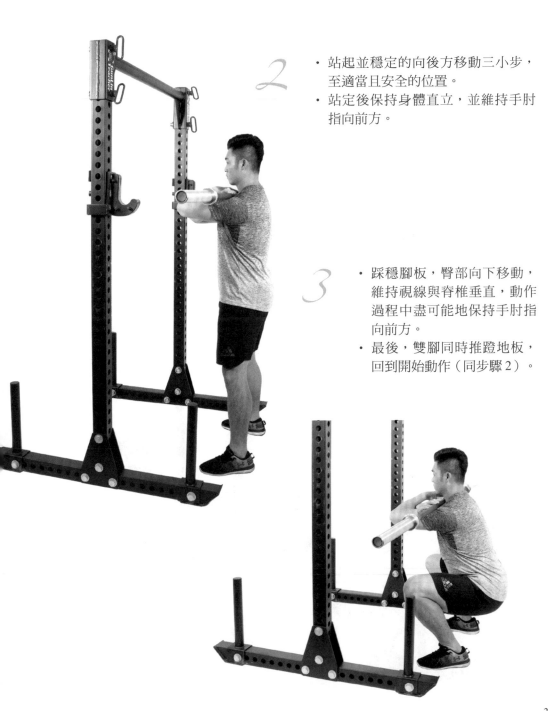

2

- 站起並穩定的向後方移動三小步，至適當且安全的位置。
- 站定後保持身體直立，並維持手肘指向前方。

3

- 踩穩腳板，臀部向下移動，維持視線與脊椎垂直，動作過程中盡可能地保持手肘指向前方。
- 最後，雙腳同時推蹬地板，回到開始動作（同步驟 2）。

◆上搏位置前蹲舉

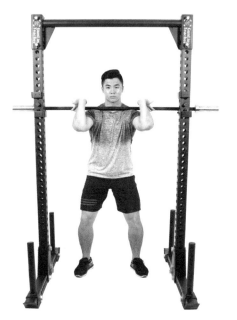

- 將槓鈴擺放至蹲舉架上，約與鎖骨同高後，雙手虛握槓鈴並與肩同寬，將手肘由槓鈴下方轉動，至手肘指向前方，並同時往前走動至槓鈴正下方，
- 此時為掌心朝上，雙手食指到小拇指反向勾住槓鈴，指節背面貼緊前三角肌處。

站起並穩定的向後方移動三小步，至適當且安全的位置。站定後，保持身體直立，並維持手肘指向前方。

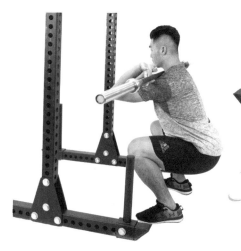

踩穩腳板，臀部向下移動，維持視線與脊椎垂直，動作過程中盡可能地保持手肘指向前方。最後，雙腳同時推蹬地板，回到開始動作（同步驟2）。

07 —
箱式深蹲

箱式深蹲，是利用箱子作為提示和輔助來完成動作，這個訓練方式使肌肉在進行動作時，累積的彈性位能消散，因此重量會與背蹲舉少大約 15% 重量。

進行箱式深蹲能減少脊椎壓力，並提升對於下蹲時的深度，與動作重心的感知能力。

箱式深蹲的箱子高度，取決於所設立的目的而改變訓練方式，如果為了加大在背蹲舉下蹲時的深度，箱子的高度會偏低，如果為的是加強在站起時，能夠有更大的爆發力，箱子高度會略高。

箱式深蹲與背蹲舉最大不同，在於背蹲舉將重心維持在腳掌中央，並持續維持達到穩定的動作，而箱式深蹲在碰到箱子後，會將重心轉移至箱子上，來破除彈性位能的累積，另因提昇動作模式的穩定是第一要件，本章節中僅介紹較低位置箱式深蹲。

訓練肌群

膝關節伸展肌群、髖關節伸展肌群、踝關節伸展肌群、軀幹穩定肌群、肩關節穩定肌群

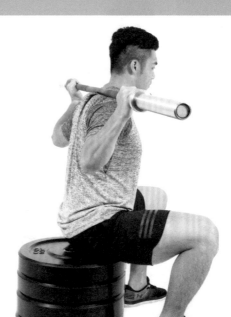

這樣做

1、預備時，站在位於箱子約半個腳掌的距離。

2、雙腳的距離約略與髖同寬，能夠較確實將重心轉移並維持脊椎直立。

3、下蹲時，將臀部坐至箱子的中心點上。

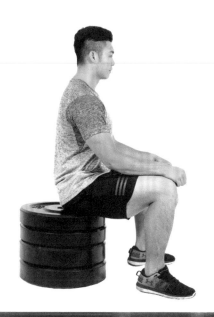

1

將箱子高度設定為坐在箱上時，
大腿骨與地面平行的位置。

2

採用低槓背蹲舉的負重位置，能夠較
容易地將重心轉移至箱上。

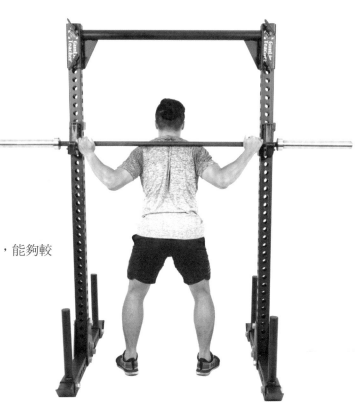

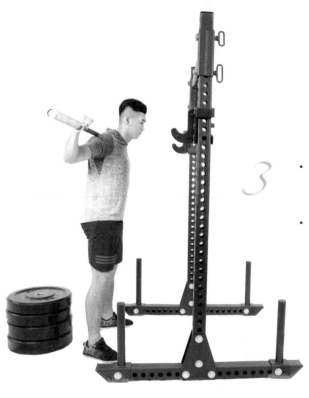

3
- 站起並穩定的向後方移動三小步，移至位於箱子半步且安全的位置。
- 站定後，保持略大於高槓背蹲舉的身體前傾角度，並讓槓鈴與腳底正中央對齊。

4 踩穩腳板，臀部向後移動，維持視線與脊椎垂直，臀部碰觸箱子時將重心轉移至箱上。

— Point

重心轉移至箱上時，持續維持身體直立，切勿駝背導致身體喪失穩定。

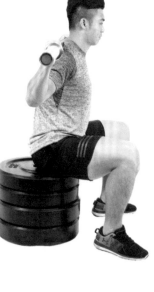

5
- 站立時，先將身體前傾至重心轉移回雙腳中心位置。
- 最後，雙腳同時推蹬地板，回到開始動作（同步驟 3）。

Split squat

訓練肌群

膝關節伸展肌群、髖關節伸展肌群、踝關節伸展肌群、軀幹穩定肌群、肩關節穩定肌群

08 —
分腿蹲

分腿蹲可能是培養分腿能力的最簡易方法，由前腳的膝關節帶動雙邊分離的髖關節進行動作，隨著下蹲深度加大分離程度越大，分腿蹲分為窄步距與寬步距，窄步距身體較為直立，膝蓋移動距離較大，寬步距則反之，與槓鈴背蹲舉雷同，兩種步距在執行時都會將重心放至於前腳中心，並以前腳當作主要施力點，後腳為輔助支撐。

同樣的，依照情況或在專業教練指導下，選擇適合自己的分腿蹲方式較為適合，另分腿蹲有多種負重方式可供選擇，本章節中僅提供酒杯式負重。

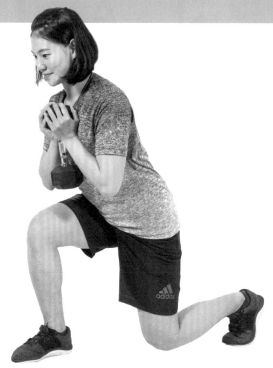

這樣做

1、下蹲時，想像前腳臀部下方有一張椅子，並向下坐。
2、前腳重心放六成，後腳放四成。

◆窄步距分腿蹲

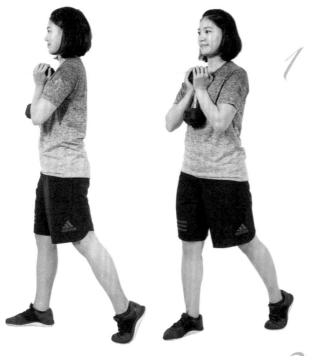

1

- 單腳向後跨一步，後腳腳跟離開地板。
- 從側面觀看，前腳尖到後腳間的距離，約與肩膀同寬。
- 上半身與骨盆維持直立和對稱（站立時將重心置於前腳）。

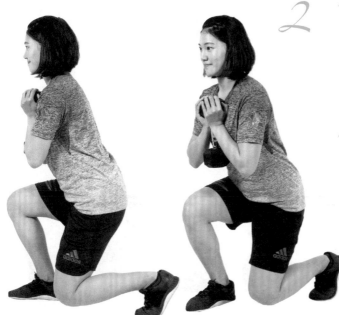

2

- 下蹲時，前腳臀部向下坐，上半身略微往前傾。蹲至後腳膝蓋，約離地板一個腳板的距離（下蹲時，因身體傾斜角度較小，視線可放在遠方地板）。
- 最後，前腳推蹬地板，回到開始動作（同步驟1）。

Point

下蹲時，維持骨盆對稱且兩邊高度平行。

◆寬步距分腿蹲

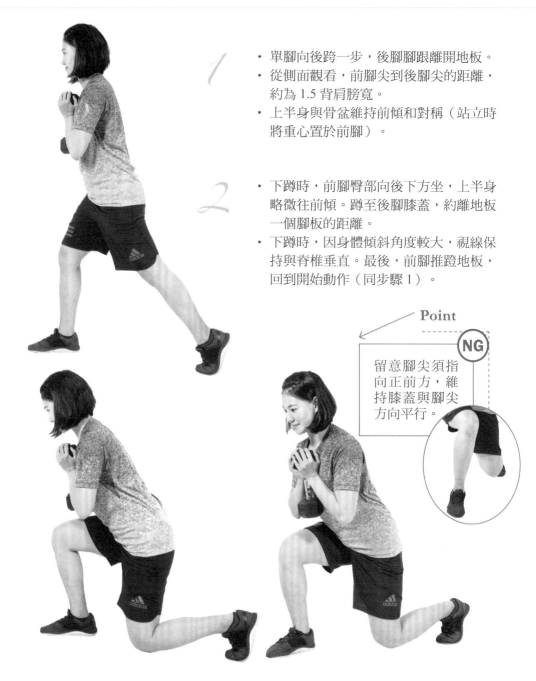

1
- 單腳向後跨一步,後腳腳跟離開地板。
- 從側面觀看,前腳尖到後腳尖的距離,約為 1.5 背肩膀寬。
- 上半身與骨盆維持前傾和對稱(站立時將重心置於前腳)。

2
- 下蹲時,前腳臀部向後下方坐,上半身略微往前傾。蹲至後腳膝蓋,約離地板一個腳板的距離。
- 下蹲時,因身體傾斜角度較大,視線保持與脊椎垂直。最後,前腳推蹬地板,回到開始動作(同步驟 1)。

Point

NG

留意腳尖須指向正前方,維持膝蓋與腳尖方向平行。

Rear foot elevated split squat

09 ——
後腳抬高式分腿蹲

訓練肌群

膝關節伸展肌群、髖關節伸展肌群、踝關節伸展肌群、軀幹穩定肌群、肩關節穩定肌群

後腳抬高式分腿蹲與分腿蹲的差異，在於下蹲深度與雙腳重心分配的不同，後腳抬高式分腿蹲的下蹲深度較深，對於髖關節分離的活動度要求也較大，重心的分配幾乎完全在於前腳上，是非常接近完全單腳蹲姿的動作模式，有助於改善平衡和本體感覺，有效改善左右邊強度不對稱。

此動作為分腿蹲的進階動作，提升更多不穩定性與單邊支撐，來增加動作難度，有趣的是，這並不影響後腳抬高式分腿蹲的負重潛力，依照情況或在專業教練指導下，選擇適合自己的後腳抬高式分腿蹲負重方式，本章節中僅提供雙手垂放負重。

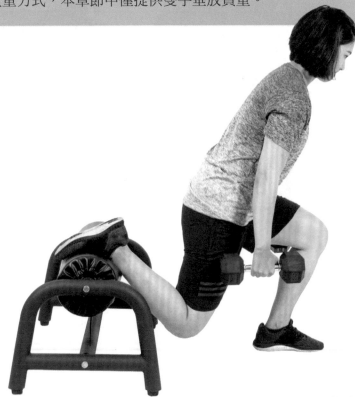

POSS 這樣做

1、調整站距時可試著下蹲，若前腳腳跟離地為太窄、後腳大腿前側緊繃為太寬。

2、動作時，上半身前傾與後腳大腿呈直線，下蹲與站起時，可想像後腳膝蓋與頭頂在直線上移動。

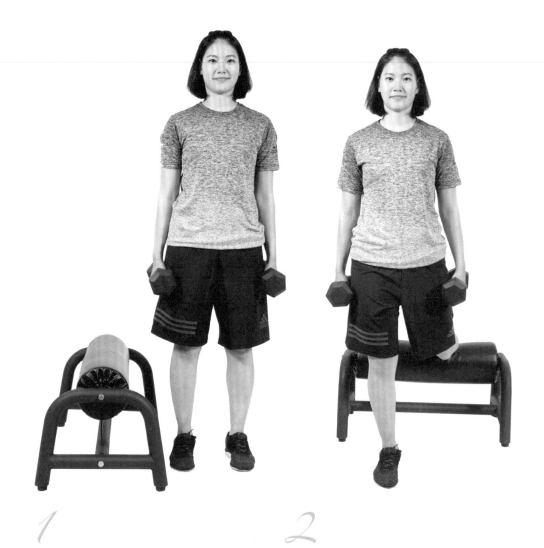

1

2

- 後腳抬高架勿超過膝蓋高度。
- 若無後腳抬高架,可用地墊、槓片或訓練躺椅來替代。

雙手實握啞鈴自然垂放,並將後腳置於抬高架上。

Point

下蹲時,維持骨盆對稱且兩邊高度平行。

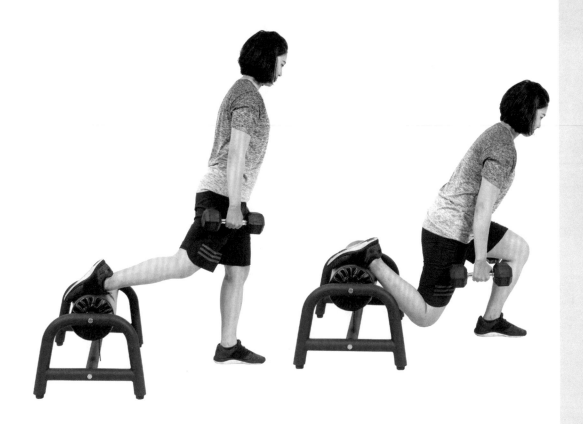

- 前腳腳跟與後腳置放位置約距離
  1.5 倍肩膀寬。
- 重心置於前腳，身體自然前傾，
  與後腳大腿呈一直線。

Point

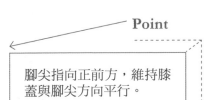

腳尖指向正前方，維持膝
蓋與腳尖方向平行。

- 下蹲時，前腳臀部向下後方坐，
  上半身略微往前傾。
- 蹲至後腳膝蓋，約離地板一個腳
  板的距離。
- 最後，前腳推蹬地板，回到開始
  動作（同步驟 3）。

Lateral squat

訓練肌群

膝關節伸展肌群、髖關節伸展肌群、髖關節內收肌群、踝關節伸展肌群、踝關節外翻肌群、軀幹穩定肌群、肩關節穩定肌群

10 —
側蹲

側蹲是下肢側向訓練動作，相較於分腿蹲的髖關節前後分離，側蹲為髖關節的側向分離，此動作訓練的功能在於移動後的方向轉移能力，例如：打籃球時的切入、網球的移動步法、高爾夫球開桿的重心轉換等，同時對於下肢內側肌群的刺激是最直接的。

髖關節是一複合且移動方向非常廣的關節，訓練髖關節的多維度移動能力，能使髖關節維持健康和預防疼痛，依照情況或在專業教練指導下，選擇適合自己的側蹲負重方式，本章節中僅提供酒杯式負重。

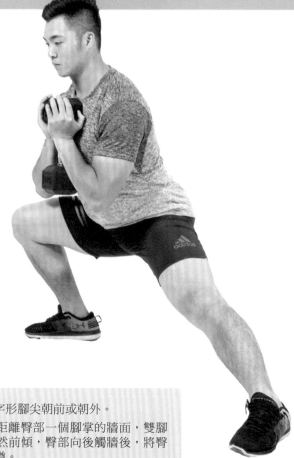

OSS 這樣做

1、預備時，站姿呈大字形腳尖朝前或朝外。

2、蹲時，想像有一堵距離臀部一個腳掌的牆面，雙腳膝蓋伸直，軀幹自然前傾，臀部向後觸牆後，將臀部往一側移動並下蹲。

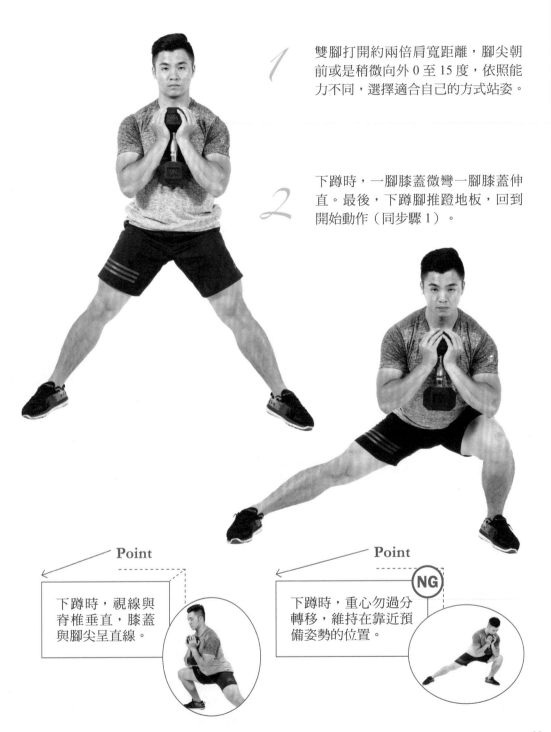

1 雙腳打開約兩倍肩寬距離，腳尖朝前或是稍微向外 0 至 15 度，依照能力不同，選擇適合自己的方式站姿。

2 下蹲時，一腳膝蓋微彎一腳膝蓋伸直。最後，下蹲腳推蹬地板，回到開始動作（同步驟 1）。

Point
下蹲時，視線與脊椎垂直，膝蓋與腳尖呈直線。

Point ⓝ
下蹲時，重心勿過分轉移，維持在靠近預備姿勢的位置。

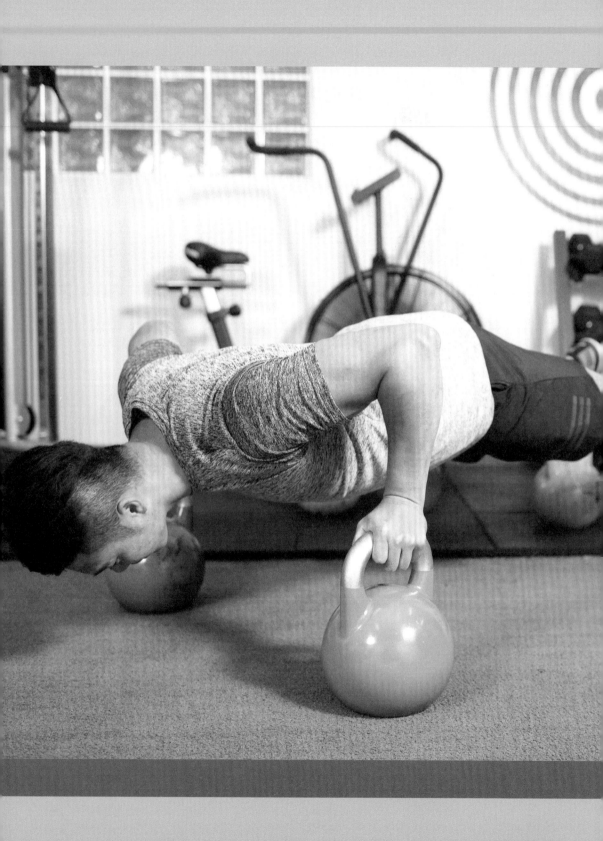

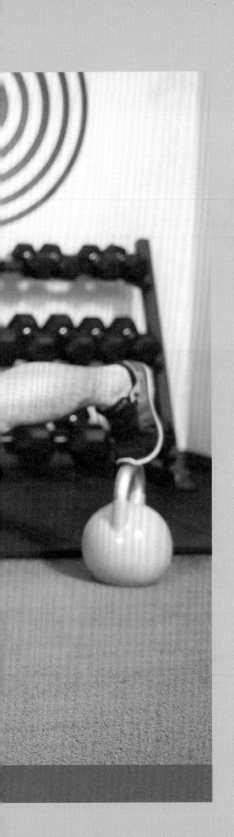

PART

2

下肢拉系列
矯正姿勢，激活臀部肌群，
預防常見的運動傷害

　　相較於下肢推動作是較注重下肢前側力量，下肢拉動作則注重後側之力量展現，其包含背部及下肢髖關節伸展肌群。而在操作下肢拉動作之前，最好能先學習髖關節絞鍊動作（Hip Hinge）來練習髖主導之動作模式。

　　日常生活中，下肢拉動作的展現非常頻繁，通常與下肢推動作一同出現，從而展現出完整的下肢動作，像是上述提到，下肢拉動作能夠有效的訓練下肢後側肌群，且大量激活臀部肌群，有效預防常見的下肢運動傷害、矯正姿勢等效果。

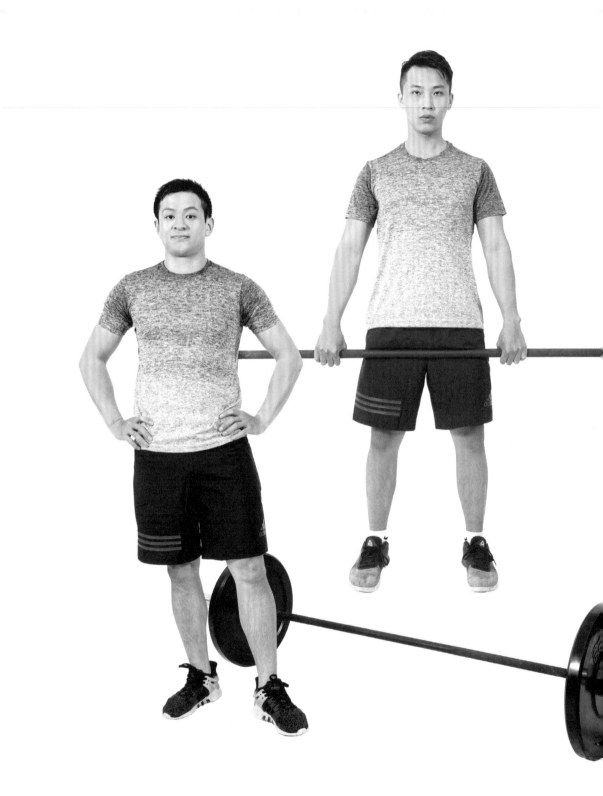

雙邊下肢拉

◎ **槓鈴硬舉**（Barbell deadlift）——
◇ 硬舉（Deadlift）
◇ 箱上硬舉（Block pull）
◇ 赤字硬舉（Deficit deadlift）
◇ 架上硬舉（Rack pull）
◇ 相撲硬舉（Sumo deadlift）

此類硬舉特性，在槓鈴被提起前為靜止狀態，能夠在最完整的狀態下展現力量。

◎ **半程硬舉**（Half distance deadlift）——
◇ 羅馬尼亞式硬舉（Romanian deadlift，RDL）

半程硬舉與槓鈴硬舉最大的差異在於，半程硬舉從開始動作到結束，槓鈴皆保持移動，對於訓練臀部與大腿後側的張力維持有良好效果。

◎ **變化型硬舉**（Variations deadlift）——
◇ 六角槓硬舉（Trapbar deadlift）
◇ 早安運動（Good morning）

變化型硬舉，變化分為兩種，其一為負重方式的改變，更利於執行動作。
其二為在執行硬舉動作時，補強身體能力不足的變化方式。

◎ **壺鈴硬舉**（Kettlebell deadlift）——
◇ 壺鈴硬舉（Kettlebell deadlift）
◇ 壺鈴擺盪（Kettlebell swing）

壺鈴因器材體積較小，能夠將之置於重心正下方，使負重與重心切齊，且壺鈴特殊的重量配置，使質心配置於正下方，能夠更直覺的完成硬舉動作。

單邊下肢拉

◎ **單邊硬舉**（Unilateral deadlift）——
◇ 單腳羅馬尼亞式硬舉（Single-Leg romanian deadlift，SLRDL）

單邊硬舉在習慣不平衡的動作模式後，能夠操作非常重的重量做訓練，並且有多種負重模式可供選擇，章節中僅以雙邊壺鈴做示範。

01 —
硬舉

訓練肌群

髖關節伸展
肌群、膝關
節 伸 展 肌
群、踝關節
伸展肌群、
軀幹穩定肌
群、肩關節
穩定肌群

Deadlift

硬舉為最傳統、也是最經典的一種下肢拉動作，從槓鈴完全靜止
的狀態，使勁拉起，非常考驗髖關節活動度，與身體在極端前傾
的情況下，維持穩定的能力。

因動作特性，通常硬舉能夠被當作一種力量表現的標準，硬舉動
作易學難精，需要非常大量的練習，方可熟悉。

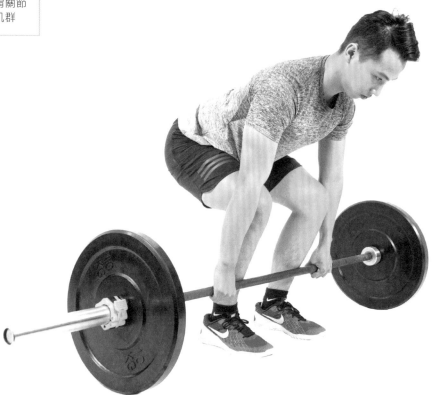

oss 這樣做

1、準備動作時，手就應該感覺到槓鈴的重量。
2、想像手要用力折斷槓，保持上背部繃緊。
3、提起槓鈴時，應想著手抓著重物站起，而非拉起重量。
4、提起槓鈴時，應想像腳用力踩地板，肩膀往天花板靠近而非視線。

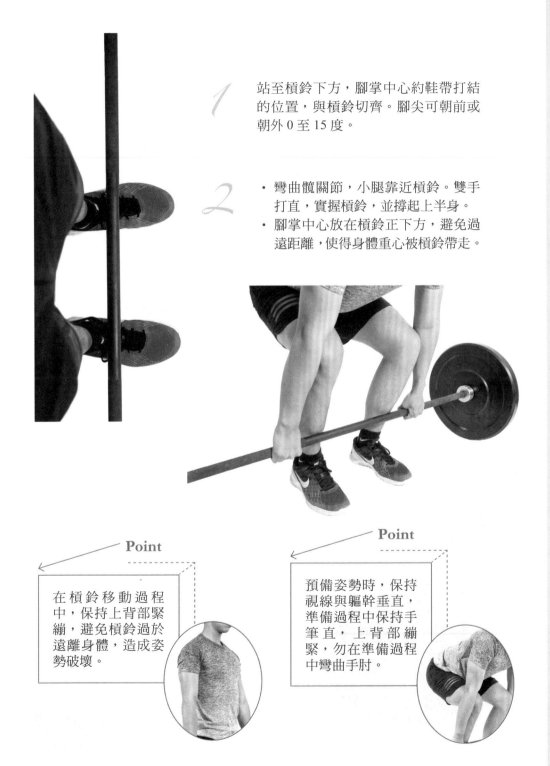

1 站至槓鈴下方，腳掌中心約鞋帶打結的位置，與槓鈴切齊。腳尖可朝前或朝外 0 至 15 度。

2
- 彎曲髖關節，小腿靠近槓鈴。雙手打直，實握槓鈴，並撐起上半身。
- 腳掌中心放在槓鈴正下方，避免過遠距離，使得身體重心被槓鈴帶走。

Point

在槓鈴移動過程中，保持上背部緊繃，避免槓鈴過於遠離身體，造成姿勢破壞。

Point

預備姿勢時，保持視線與軀幹垂直，準備過程中保持手筆直，上背部繃緊，勿在準備過程中彎曲手肘。

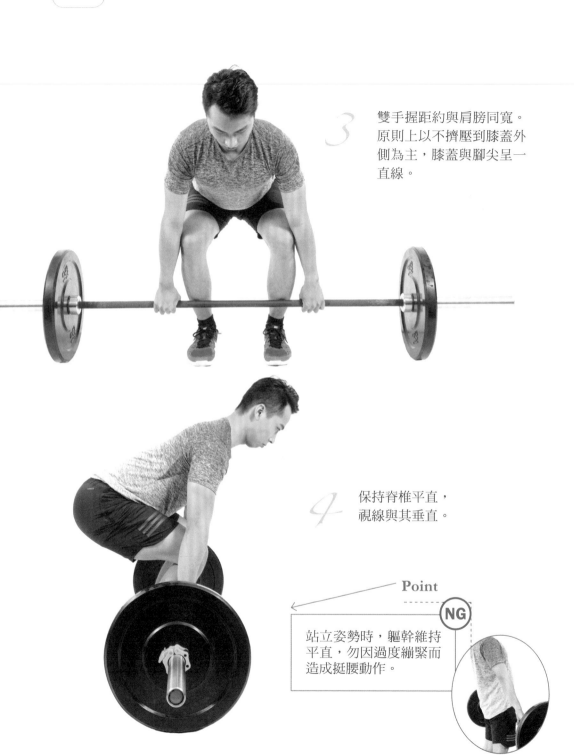

3 雙手握距約與肩膀同寬。
原則上以不擠壓到膝蓋外
側為主，膝蓋與腳尖呈一
直線。

4 保持脊椎平直，
視線與其垂直。

Point

NG

站立姿勢時，軀幹維持
平直，勿因過度繃緊而
造成挺腰動作。

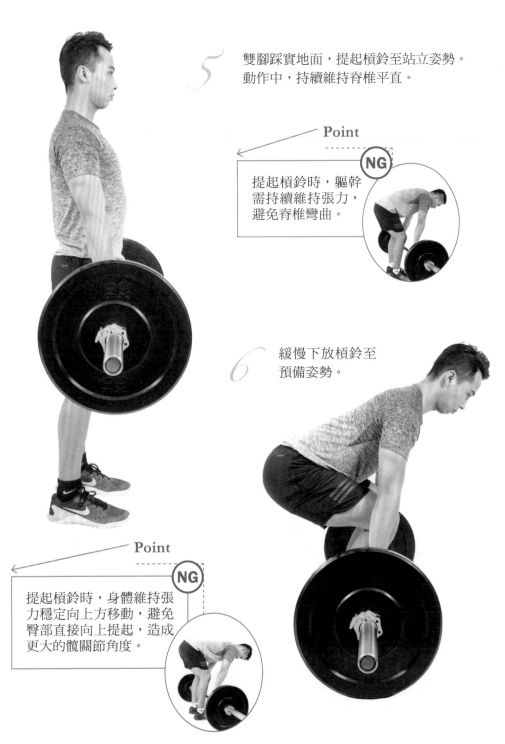

5 雙腳踩實地面，提起槓鈴至站立姿勢。
動作中，持續維持脊椎平直。

Point

提起槓鈴時，軀幹
需持續維持張力，
避免脊椎彎曲。

NG

6 緩慢下放槓鈴至
預備姿勢。

Point

NG

提起槓鈴時，身體維持張
力穩定向上方移動，避免
臀部直接向上提起，造成
更大的髖關節角度。

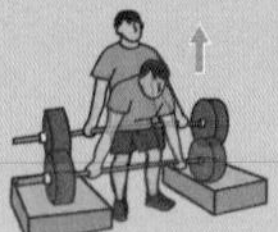

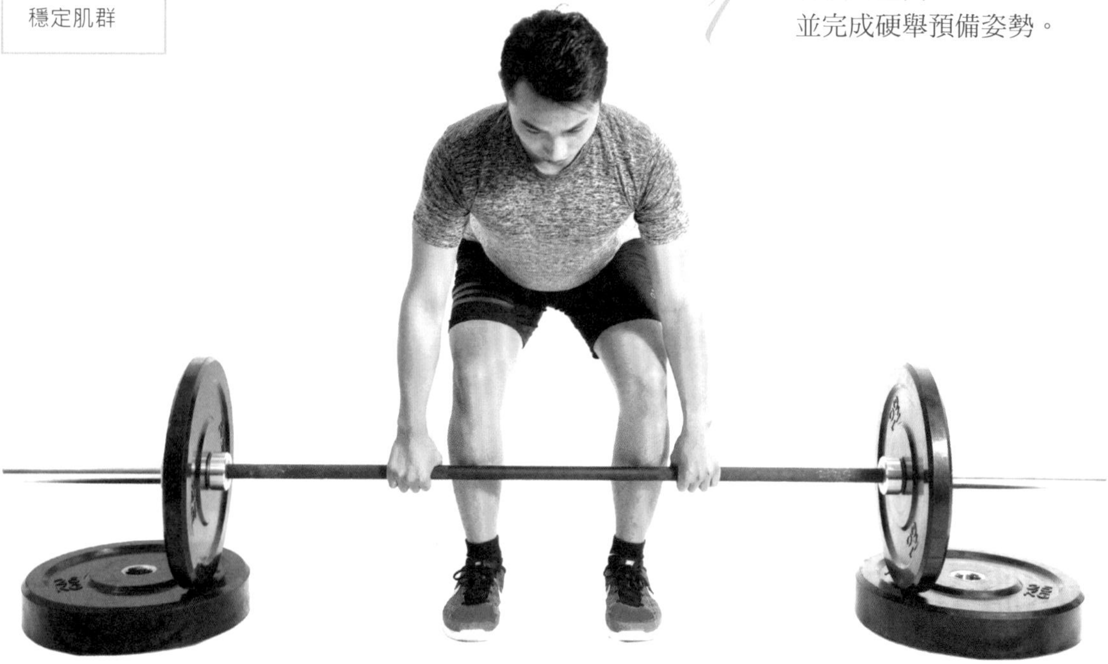

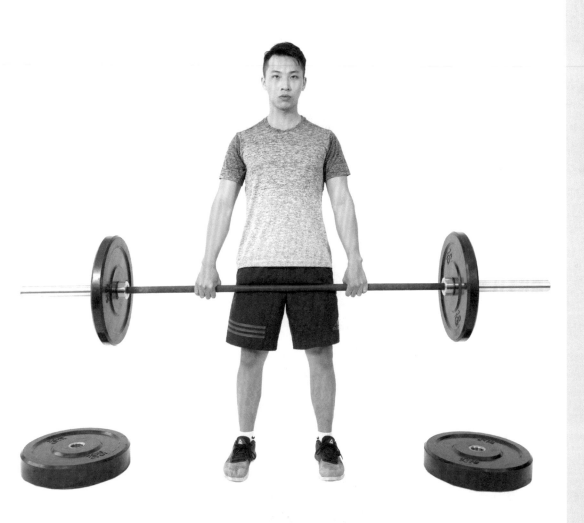

- 雙腳踩實地面，提起槓鈴至站立姿勢。動作中，持續維持脊椎平直。
- 最後，緩慢下放槓鈴至預備姿勢（同步驟 1）。

Deficit
deadlift

訓練肌群

髖關節伸展
肌群、膝關
節伸展肌
群、踝關節
伸展肌群、
軀幹穩定肌
群、肩關節
穩定肌群

03 —
赤字硬舉

相較於箱上硬舉將槓鈴墊高，赤字硬舉將身體墊高，以達到更大的髖關節活動度，且對於下背的負荷較大，若對於傳統硬舉動作連貫，整體力量的傳送尚不純熟者，以及活動度不足以在預備動作下，維持脊椎中立之操作者，不建議用此動作訓練。

大部分有較多訓練的經驗者，會將赤字硬舉視作補強動作，赤字硬舉的重量，會較傳統硬舉來得相對低許多。因此，可在訓練時，強調下放時的離心收縮，產生更高水平的張力，同時因赤字硬舉在槓鈴下放的過程，更容易破壞身體姿勢，在離心階段放慢速度，也較能夠維持姿勢。

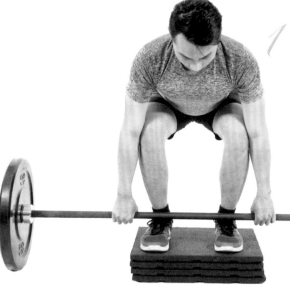

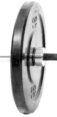

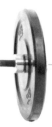

- 將身體墊高並完成硬舉預備姿勢。
- 墊高高度視情況而定，通常不會超過膝蓋至腳底高度三分之一。

這樣做

1、準備動作時，手就應該感覺到槓鈴的重量。

2、想像手要用力折斷槓，保持上背部繃緊。

3、提起槓鈴時，應想著手抓著重物站起，而非拉起重量。

4、提起槓鈴時，應想像腳用力踩地板，肩膀往天花板靠近而非視線。

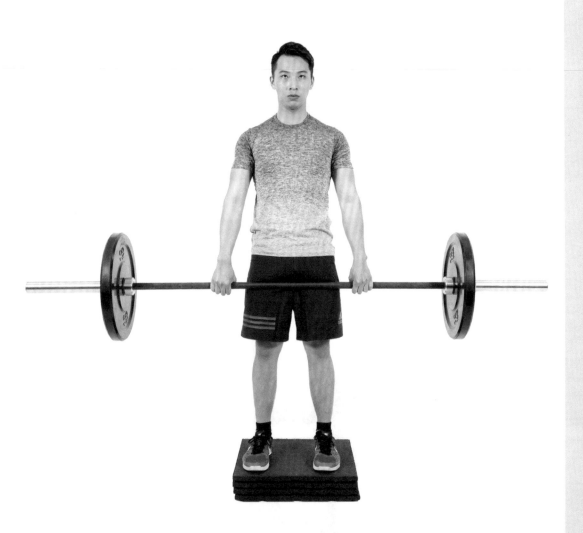

 · 雙腳踩實地面,提起槓鈴至站立姿
勢。動作中,持續維持脊椎平直。
· 最後,緩慢下放槓鈴至預備姿勢(同
步驟1)。

訓練肌群

髖關節伸展
肌群、膝關
節伸展肌
群、軀幹穩
定肌群、肩
關節穩定肌
群

04 —
架上硬舉

Rack pull

架上硬舉與箱上硬舉的差異，在於槓鈴墊高之高度不同，架上硬舉槓鈴的墊高高度在膝關節之上方，而箱上硬舉則在膝關節下方，架上硬舉動作移動行程極短，因此，能夠在非常高的重量下操作動作，通常被當作硬舉動作中上背部肌力不足時的補強訓練。

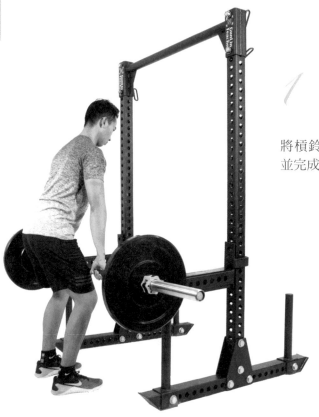

將槓鈴墊高至膝蓋上方，
並完成硬舉預備姿勢。

OSS 這樣做

1、準備動作時，手就應該感覺到槓鈴的重量。
2、想像手要用力折斷槓，保持上背部繃緊。
3、提起槓鈴時，應想著手抓著重物站起，而非拉起重量。
4、提起槓鈴時，應想像腳用力踩地板，肩膀往天花板靠近而非視線。

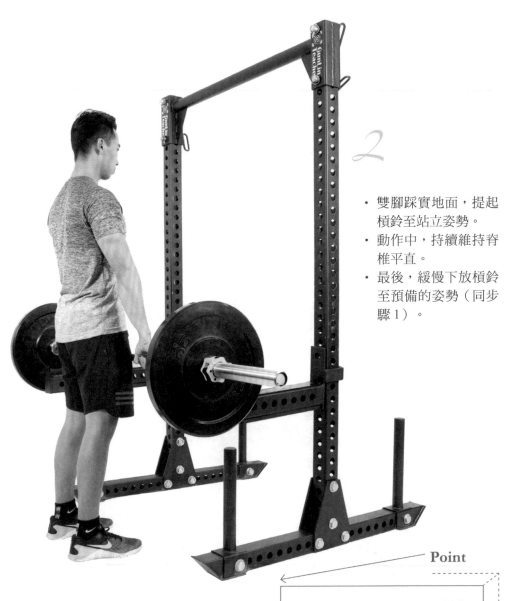

2

- 雙腳踩實地面，提起
  槓鈴至站立姿勢。
- 動作中，持續維持脊
  椎平直。
- 最後，緩慢下放槓鈴
  至預備的姿勢（同步
  驟 1）。

Point

原則上與硬舉相同，但因操作
重量通常較重，且上背部刺激
龐大，需避免在移動槓鈴的過
程中聳肩或彎曲手臂。

訓練肌群

髖關節伸展
肌群、髖關
節內收肌
群、膝關節
伸展肌群、
踝關節伸
展肌群(較
少)、軀幹
穩定肌群、
肩關節穩定
肌群

05 —
相撲硬舉

相撲硬舉的站距較寬、較短的槓鈴移動行程,但需要較好的大腿
內側活動度,執行動作時,軀幹角度較小,對於下背的負荷也相
對較小。

但對於大腿內側活動度較差的操作者來說,可能造成髖關節或下
背部的疼痛。

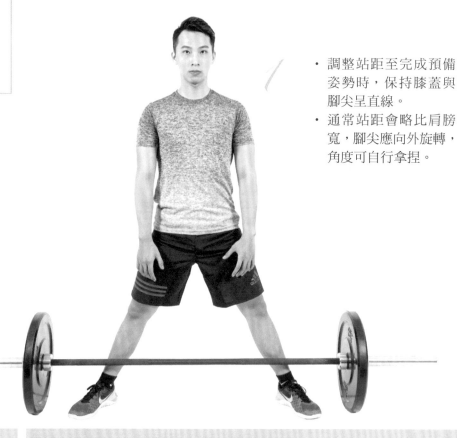

· 調整站距至完成預備
　姿勢時,保持膝蓋與
　腳尖呈直線。
· 通常站距會略比肩膀
　寬,腳尖應向外旋轉,
　角度可自行拿捏。

**oss
這樣
做**

1、準備動作時,手就應該感覺到槓鈴的重量。
2、想像手要用力折斷槓,保持上背部繃緊。
3、提起槓鈴時,應想著手抓著重物站起,而非拉起重量。
4、提起槓鈴時,應想像腳用力踩地板,肩膀往天花板靠近而非視線。

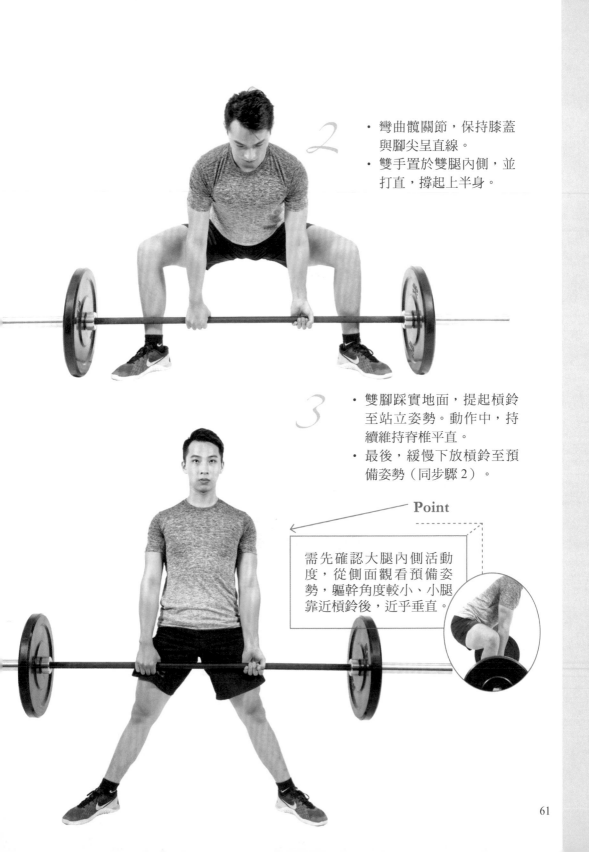

2
- 彎曲髖關節，保持膝蓋與腳尖呈直線。
- 雙手置於雙腿內側，並打直，撐起上半身。

3
- 雙腳踩實地面，提起槓鈴至站立姿勢。動作中，持續維持脊椎平直。
- 最後，緩慢下放槓鈴至預備姿勢（同步驟 2）。

Point

需先確認大腿內側活動度，從側面觀看預備姿勢，軀幹角度較小、小腿靠近槓鈴後，近乎垂直。

Romanian deadlift

訓練肌群

髖關節伸展
肌群、膝關
節 伸 展 肌
群、軀幹穩
定肌群、肩
關節穩定肌
群

06 —
羅馬尼亞式硬舉

與傳統硬舉不同的地方在於，傳統硬舉包含了髖關節、膝關節和
踝關節的彎屈與伸展動作，而羅馬尼亞式硬舉則是只有髖關節與
膝關節，且膝關節屈伸動作也較少，動作型態類似於槓鈴不靜止
的架上硬舉。

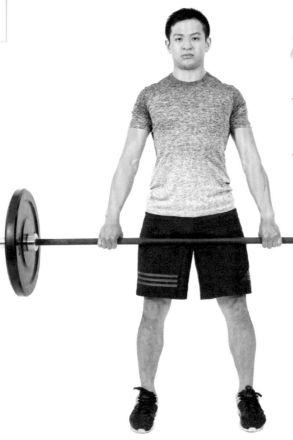

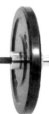

- 預備姿勢時，將槓鈴提
  起至髖關節前方。站距
  約與髖關節同寬。
- 腳掌可朝前或朝外 0 至
  15 度。

OSS
**這
樣
做**

在槓鈴下放階段，應想像槓鈴拖住身體向下移動，操作者必須保持減速，且維持
脊椎平直，而不是主動快速的將槓鈴下放。

2

- 槓鈴下放時，維持脊椎平直。保持視線與軀幹垂直，並緩慢向下。
- 雙手握距，以不擠壓膝蓋外側為宜。雙腳踩實地面，動作中持續維持脊椎平直。
- 最後，提起槓鈴至站立姿勢（同步驟1）。

Point

動作過程中，維持脊椎平直，保持視線與軀幹垂直。

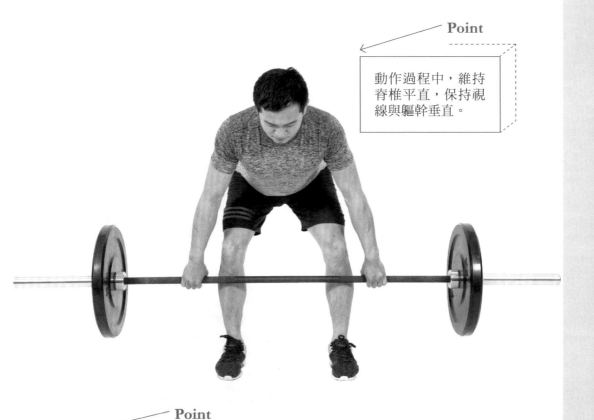

Point

上背部繃緊，維持槓鈴於大腿上移動至膝蓋下方，並反覆操作。

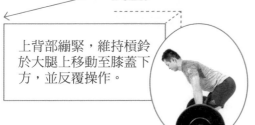

Trapbar deadlift

07 ―
六角槓硬舉

訓練肌群

髖關節伸展
肌群、膝關
節伸展肌
群、踝關節
伸展肌群、
軀幹穩定肌
群、肩關節
穩定肌群

使用六角形的特殊槓鈴執行硬舉動作，較不受身高與肢段長度，
而受限制導至動作變形，且六角槓硬舉因槓鈴設計，將握把放置
於身體兩側，對人體來說，此種負重較為直覺。

六角槓鈴通常會有一加高的握把，和一般槓鈴相同高度之握把可
供選擇，種種原因下，六角槓硬舉更能符合各種不同情況下的操
作執行。

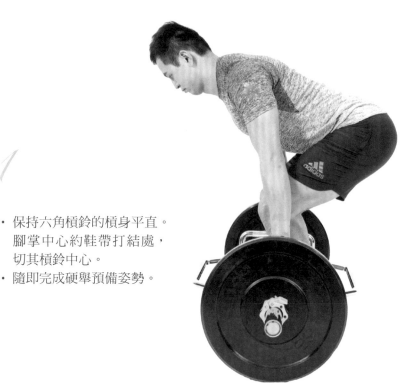

· 保持六角槓鈴的槓身平直。
　腳掌中心約鞋帶打結處，
　切其槓鈴中心。
· 隨即完成硬舉預備姿勢。

這樣做

1、準備動作時，手就應該感覺到槓鈴的重量。
2、想像手要用力折斷槓，保持上背部繃緊。
3、提起槓鈴時，應想著手抓著重物站起，而非拉起重量。
4、提起槓鈴時，應想像腳用力踩地板，肩膀往天花板靠近而非視線。

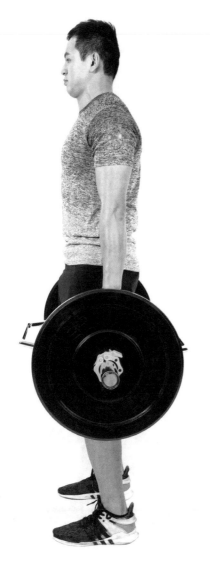

- 雙腳踩實地面，提起槓鈴至站立姿勢。動作中，持續維持脊椎平直。
- 最後，緩慢下放槓鈴至預備姿勢（同步驟1）。

Point

六角槓鈴有一增高握把，在接觸硬舉初期使用增高握把，更能有效執行動作。

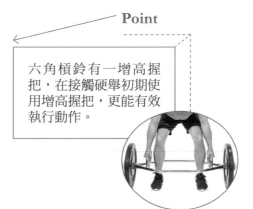

訓練肌群

髖關節伸展
肌群、膝關
節伸展肌
群、軀幹穩
定肌群、肩
關節穩定肌
群

08 —
早安運動

Good
morning

早安運動與架上硬舉相似，動作目的在於補強硬舉系列動作中的能力不足。

差別在於，架上硬舉主要加強上背部，在動作中無法繃緊導致的胸椎彎曲，而早安運動對於補強硬舉動作中，核心與整個軀幹的不足，更為有效。

原因在於，早安運動將槓鈴擺放至與低槓背蹲舉相同的低槓位，且能夠撇除在硬舉動作中常見的握力問題，但也因低槓位對於肩關節、胸椎活動度不足的操作者來說，容易造成疼痛，或是無法正確執行。

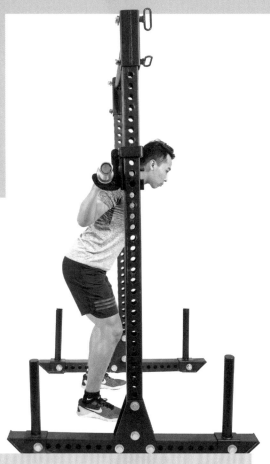

1

・將槓鈴置於蹲舉架上，
　約與鎖骨下同高。
・雙手實握槓鈴，並鑽至
　槓下，將後三角肌緊貼
　槓鈴。

**OSS
這
樣
做**

1、握槓鈴時，手腕保持直立，不折腕，
2、背起槓鈴時，身體雖稍微向前傾斜，但必須繼續維持脊椎中立，並將肩胛骨
　　向身體下方扣緊，且手肘指向後方。
3、操作動作時，想像在執行一鞠躬、站直的循環動作，並在鞠躬時，將重心轉
　　移至腳跟。

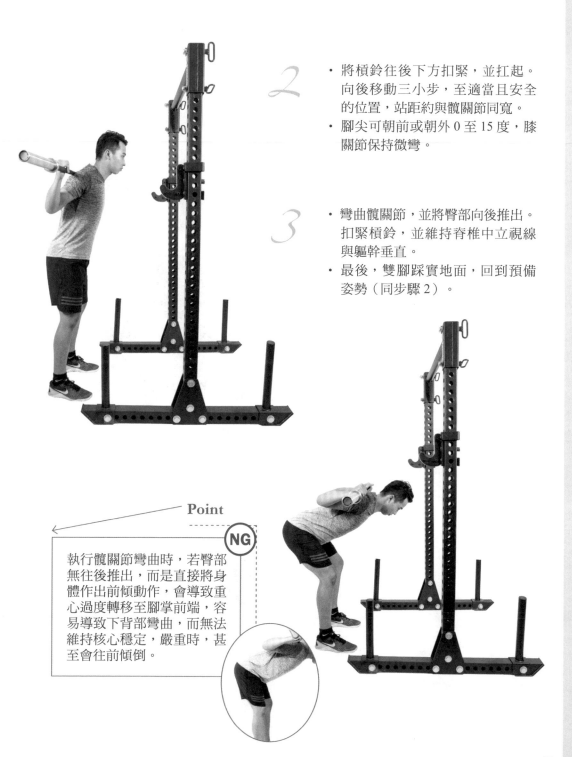

2

- 將槓鈴往後下方扣緊，並扛起。向後移動三小步，至適當且安全的位置，站距約與髖關節同寬。
- 腳尖可朝前或朝外 0 至 15 度，膝關節保持微彎。

3

- 彎曲髖關節，並將臀部向後推出。扣緊槓鈴，並維持脊椎中立視線與軀幹垂直。
- 最後，雙腳踩實地面，回到預備姿勢（同步驟 2）。

Point NG

執行髖關節彎曲時，若臀部無往後推出，而是直接將身體作出前傾動作，會導致重心過度轉移至腳掌前端，容易導致下背部彎曲，而無法維持核心穩定，嚴重時，甚至會往前傾倒。

訓練肌群

髖關節伸展
肌群、膝關
節伸展肌
群、踝關節
伸展肌群、
軀幹穩定肌
群、肩關節
穩定肌群

Kettlebell deadlift

09 ——
壺鈴硬舉

壺鈴硬舉因為器材特性的關係，對於動作的限制與脊椎的壓力較少。壺鈴重量位置集中於器材下方，對於初學者在剛開始接觸與學習硬舉動作時，能夠較為直覺的操作動作，但也因為器材限制的關係，重量無法與槓鈴及六角槓鈴相並論。

因此，若重量的提升到達壺鈴重量的限制，勢必會改由槓鈴，或是六角槓鈴進行訓練，或是轉換動作型態。

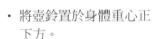

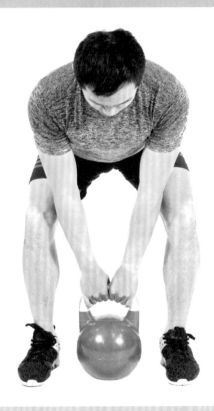

· 將壺鈴置於身體重心正
　下方。
· 從側面觀看，壺鈴握把
　與腳掌中心鞋帶打結
　處切齊。

這樣做

1、準備動作時，手就應該感覺到壺鈴的重量。
2、想像手要用力折斷壺鈴握把，保持上背部繃緊。
3、提起壺鈴時，應想著手抓著重物站起，而非拉起重量。
4、提起壺鈴時，應想像腳用力踩地板，肩膀往天花板靠近而非視線。
5、壺鈴下放時，可以雙腳重心的中心點為目標可使動作更為完整。

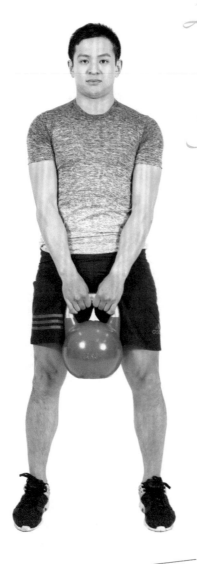

2
- 雙腳站距，略比髖關節寬，以不阻擋壺鈴移動路徑為主。
- 腳尖朝前或朝外 0 至 15 度，並完成硬舉預備姿勢。

3
- 雙腳踩實地面，提起壺鈴至站立姿勢。動作中，持續維持脊椎平直。
- 最後，緩慢下放壺鈴至預備姿勢。

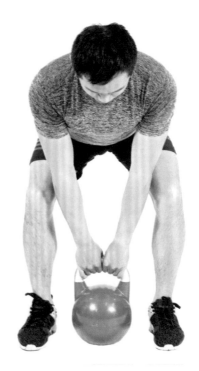

Point

在執行動作時上背部繃緊，站立姿勢下，壺鈴約置於大腿根部，且雙臂緊貼身體。

Kettlebell swing

訓練肌群

髖關節伸展
肌群、膝關
節伸展肌
群、踝關節
伸展肌群、
軀幹穩定肌
群、肩關節
穩定肌群

10 —
壺鈴擺盪

壺鈴擺盪，與其他下肢拉動作最為不同的是，在於壺鈴擺盪加入了加速度元素，使重量因慣性擺盪產生位能。

身體在此狀態下，需使用更快速的出力，並且維持穩定，否則壺鈴甩動時的慣性，會使身體隨之擺動，產生不必要姿勢移動，破壞動作的形成。藉由壺鈴擺盪，能夠訓練快速動作下的穩定能力、加速度能力與節奏感。

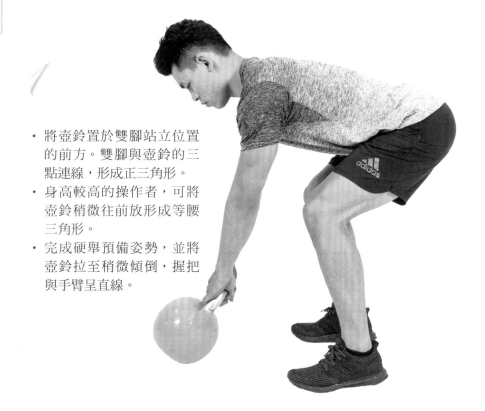

- 將壺鈴置於雙腳站立位置的前方。雙腳與壺鈴的三點連線，形成正三角形。
- 身高較高的操作者，可將壺鈴稍微往前放形成等腰三角形。
- 完成硬舉預備姿勢，並將壺鈴拉至稍微傾倒，握把與手臂呈直線。

這樣做

1、想像身體為拉緊的彈弓，將壺鈴彈射出去，而非利用手臂拉扯。
2、壺鈴向下擺動時，可依手臂前端碰觸到大腿內側，當作再次擺動的提示。

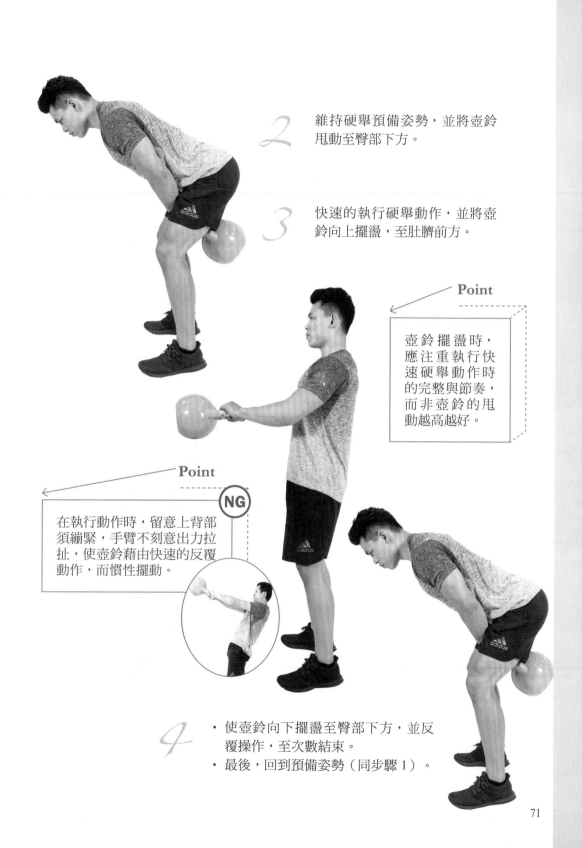

2 維持硬舉預備姿勢，並將壺鈴甩動至臀部下方。

3 快速的執行硬舉動作，並將壺鈴向上擺盪，至肚臍前方。

Point

壺鈴擺盪時，應注重執行快速硬舉動作時的完整與節奏，而非壺鈴的甩動越高越好。

Point

NG

在執行動作時，留意上背部須繃緊，手臂不刻意出力拉扯，使壺鈴藉由快速的反覆動作，而慣性擺動。

4 ・使壺鈴向下擺盪至臀部下方，並反覆操作，至次數結束。
・最後，回到預備姿勢（同步驟1）。

訓練肌群

髖關節伸展
肌群、膝關
節伸展肌
群、踝關節
穩定肌群、
軀幹穩定肌
群、肩關節
穩定肌群

Single-Leg romanian deadlift
11 單腳羅馬尼亞式硬舉

以單腳為支點，操作羅馬尼亞式硬舉。單腳動作在所負荷之重量，相較於雙腳動作來得低，但在經過正確訓練後，往往雙側總和比雙腳動作來得高，且能夠操作更多的次數，例如硬舉時僅能夠以 100 公斤操作一下，但單腳時卻能夠操作大於 50 公斤的硬舉五至六下，並且單腳站立時的不穩定，能夠召集更多的核心肌群與動作肌群協同用力，在神經疲勞感的累積，也相對來得低，在訓練效益上，也許在時間有限的情況下，會是更好的選擇。

調整站距至完成預備
姿勢時，保持膝蓋與
腳尖呈直線。

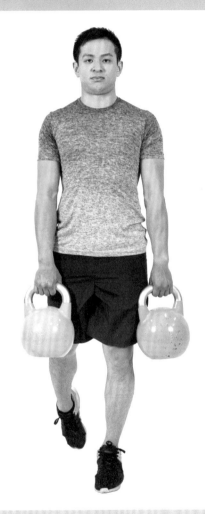

OSS 這樣做

1、懸空腳，想像踩在一面牆上，能夠使身體延伸，並保持穩定。

2、想像如同圓規一般轉動，髖關節為圓心，並以懸空腳當作指引，能使髖關節更為順暢。

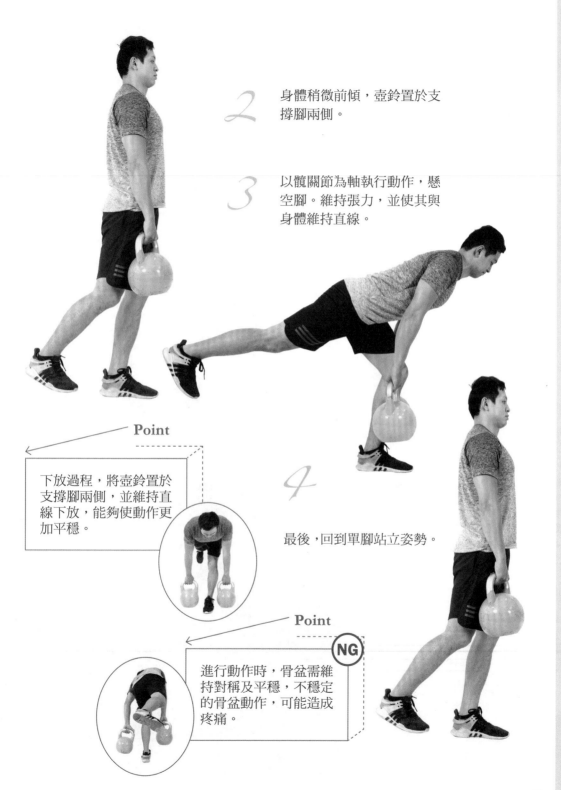

2 身體稍微前傾，壺鈴置於支撐腳兩側。

3 以髖關節為軸執行動作，懸空腳。維持張力，並使其與身體維持直線。

Point

下放過程，將壺鈴置於支撐腳兩側，並維持直線下放，能夠使動作更加平穩。

4 最後，回到單腳站立姿勢。

Point

NG

進行動作時，骨盆需維持對稱及平穩，不穩定的骨盆動作，可能造成疼痛。

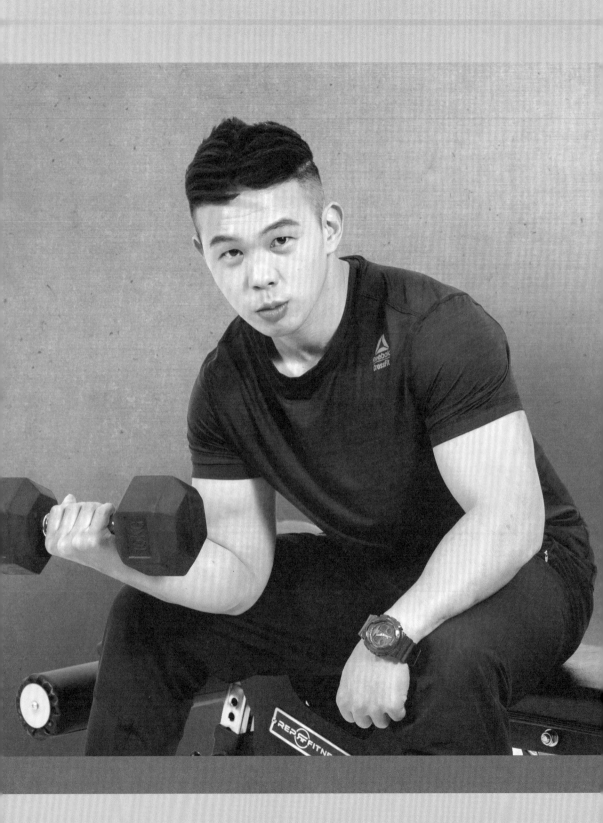

上肢推系列

全範圍開發肌群，
提升肩胛骨關節活動力和穩定力

上肢推系列，分為垂直方向推、水平方向推與斜方向推，動作方向可以由軀幹與手臂的角度做區分，依序為：垂直方向推，手臂與身體角度為 180 度最大；水平方向推為 90 度最小；角度介於 90 至 180 度以內，皆被歸類為斜方向推。

由於角度越大，動作操作時相對需要的肩關節、肩胛骨活動與穩定能力相對越大，一般常見狀況來說，垂直方向推的進步較為困難，且需要對身體姿勢控制有相當的琢磨後，較容易掌握。水平方向推，則因日常中出現機率頗高，相對容易控制，斜方向推可當作介於兩方向之間過渡時期訓練的選擇。

垂直方向推

◎啞鈴壺鈴肩推舉（Dumbbell & kettlebell shoulder press）——
◇啞鈴肩推舉（Dumbbell shoulder press）
◇壺鈴肩推舉（Kettlebell shoulder press）
◇壺鈴架式肩推舉（Kettlebell rack press）
◇單邊肩推舉（One arm shoulder press）

以啞鈴與壺鈴進行垂直推動作，啞鈴跟壺鈴因器材造型相異，在使用不同器材時，也能夠訓練到因器材而帶來的不同效益。對於初步接觸上肢垂直推的操作者來，也能夠大量的累積出肩關節、肩胛骨穩定移動的能力。

◎槓鈴肩推舉（Barbell press）——
◇軍式肩推舉（Military press）

本書中皆把槓鈴動作視為較為困難的選擇，但無庸置疑的是，槓鈴肩推舉確實是大部份的健身愛好者、肌力與體能教練的經典選擇。

◎爆發式肩推舉（Explosive shoulder press）——
◇槓鈴借力推（Push press）
◇槓鈴借力挺（Push jerk）

本書中僅以槓鈴做為動作示範，加速度在於訓練爆發力，與神經控制肌肉做動時的傳導加速，加速度的力量來源，通常都來自動作中參與下肢推的成分，這也是名為「借力」的原因。

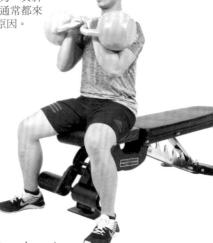

水平方向推

◎伏地挺身（Push up）——
◇地板伏地挺身（Push up）
◇身體抬高伏地挺身（Torso elevated push up）
◇腳抬高伏地挺身（Feet elevated push up）
◇伯舒球伏地挺身（Bosu push up）
◇吊環伏地挺身（Ring push up）
◇蜥蜴伏地挺身、不同肩胛角度伏地挺身（Lizard push up）
◇單手墊高伏地挺身（One arm elevated push up）

伏地挺身中包含了大量的軀幹穩定控制、上肢水平推肌力、肩關節與肩胛骨，在水平方向穩定移動的能力，並且能夠轉化成多種變化型式，或者負重訓練。

◎ 站姿水平推（Standing horizontal press）──
◇ 站姿水平推（Standing horizontal press）

在站立姿勢下進行水平推動作，屬於比較具有功能性的動作選擇，若在躺臥姿勢下能夠發揮肌力，但在站立姿勢下卻無法使用，訓練帶來的效果等於無法轉移到日常情況之中，更不用談是不是能夠轉移到運動表現上，站立姿勢下進行動作，需要良好的姿勢控制，才能夠轉移水平推肌力。

◎ 啞鈴壺鈴推舉（Dumbbell & kettlebell chest pres）──
◇ 啞鈴水平推舉（Dumbbell bench press）
◇ 單手啞鈴推舉（One arm bench press）
◇ 壺鈴水平推舉（Kettlebell bench press）
◇ 壺鈴單手推舉（One arm kettlebell press）

啞鈴與壺鈴皆是分別持於雙手，能夠使肩關節在移動時較為友善，且符合各個個體間的差異，對於初接觸上肢水平推的操作者來說，也能夠大量的累積出肩關節、肩胛骨穩定移動的能力。

◎ 槓鈴推舉（Barbell chest press）──
◇ 槓鈴水平推舉（Barbell bench press）
◇ 槓鈴地板推舉（Barbell floor press）

本書中皆把槓鈴動作是為較為困難的選擇，但水平方向的槓鈴推舉限制較少，也較容易控制。

Incline push
斜方向推

◎ 地雷管推舉（Landmine press）──
◇ 地雷管肩推舉（Landmine shoulder press）

利用地雷管使得槓鈴能夠在三維的方向移動，並且能夠藉由動作姿勢的調整，或是器材放置的高度，微調出任一不同的斜方向角度做訓練，在需要的角度累積足夠的肌力與控制能力時，再增加角度，達到循序漸進的效果。

◎ 啞鈴壺鈴斜上推舉（Dumbbell & kettlebell incline chest press）──
◇ 啞鈴斜上推舉（Dumbbell incline bench press）
◇ 壺鈴斜上推舉（Kettlebell incline bench press）

以啞鈴與壺鈴進行斜上推舉動作，啞鈴跟壺鈴因器材造型相異，在使用不同器材時，也能夠訓練到因器材而帶來的不同效益。

肩關節屈曲
肌群、肩關
節外展肌
群、肩關節
內旋轉肌
群、肩胛骨
上旋轉肌
群、肘關節
伸展肌群、
軀幹穩定肌
群、下肢穩
定肌群

01 ——
啞鈴肩推舉

Dumbbell shoulder press

使用啞鈴進行肩推舉動作，啞鈴設計可將重量平均分布於鈴身，使手腕負荷能夠較為輕鬆自然，進行肩推舉動作時，常見狀況為每一個體的肩關節結構形狀並不相同，啞鈴雙手各別持握，並不會影響雙邊肩關節的移動軌跡限制，能夠自由調整出適合單一個體的起始位置和進行移動之軌跡。

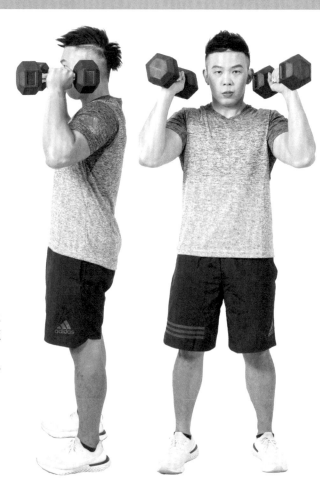

1

將啞鈴持於肩膀上
方拳眼朝後。手腕
與軀幹維持中立，
從側面觀看前手臂
與地板垂直。

**POSS
這樣做**

1、起始姿勢時，後腦勺向後推出，手肘在手臂垂直地板的狀況下向前或向外推
出，姿勢較容易維持。
2、想像拳頭盡量靠近天花板，讓肩膀能自然延伸。

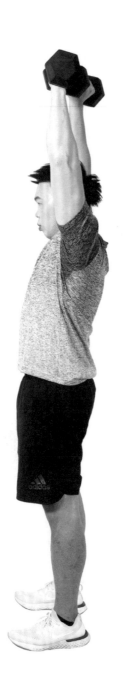

2 將啞鈴推舉至頭頂正上方掌
心朝前,並回到起始姿勢
(同步驟1)。

Point

起始姿勢時,肩膀
自然下放,並收緊
腋下。

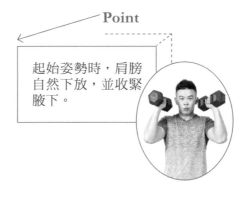

Point

推起動作時,手臂
往上推直,肩膀向
上延伸。

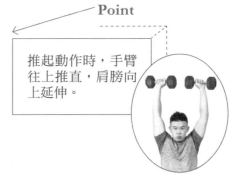

Kettlebell shoulder press

訓練肌群

肩關節屈曲
肌群、肩關
節外展肌
群、肩關節
內旋轉肌
群、肩胛骨
上旋轉肌
群、肘關節
伸展肌群、
軀幹穩定肌
群、下肢穩
定肌群

02 ——
壺鈴肩推舉

使用壺鈴進行肩推舉動作，壺鈴因為形狀特殊，重量會分配於鈴身下半部，且因壺鈴特殊的握把設計，持鈴時的鈴身置於手臂外側，肩關節與肩胛骨附近肌群，動作中必須承受額外的旋轉與持續向下的力量，在執行與哑鈴相同的重量上會顯得較為困難。也因如此，能夠使得肩關節與肩胛骨的旋轉、穩定肌群被協同徵召，讓訓練效果增加，但難處在於持壺鈴的技巧需要多加練習，與習慣特殊的鈴身設計，留意手腕上方容易造成疼痛。

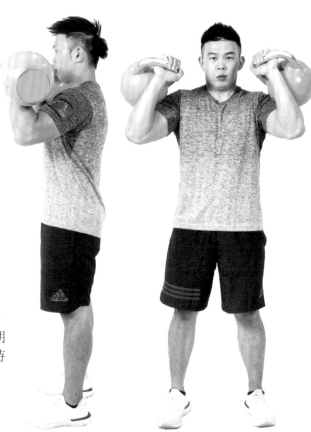

1

壺鈴置於手臂外側，
約肩膀上方拳眼朝
後。軀幹與手腕維持
中立。

ᐯOSS 這樣做

1、起始姿勢時，後腦勺向後推出，手肘在手臂垂直地板的狀況下向前或向外推出，姿勢較容易維持。
2、想像拳頭盡量靠近天花板，肩膀能自然延伸。

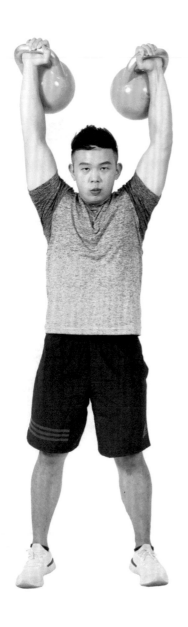

2　將壺鈴推舉至頭頂正上方，
　　掌心朝前。並回到起始姿勢
　　（同步驟 1 ）。

Point

從側面觀看，前手臂
與地板垂直，壺鈴放
至於手臂彎曲夾角
位置。

Point

推起動作時，壺鈴
置於身體後側，手
臂與軀幹呈直線。

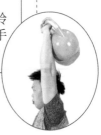

Kettlebell rack press

訓練肌群

肩關節屈曲
肌群、肩關
節外展肌
群、肩關節
內旋轉肌
群、肩胛骨
上旋轉肌
群、肘關節
伸展肌群、
軀幹穩定肌
群、下肢穩
定肌群

03 ——
壺鈴架式肩推舉

使用壺鈴進行肩推舉動作，壺鈴因為形狀特殊，重量會分配於鈴身下半部，且因壺鈴特殊的握把設計，持鈴時的鈴身置於手臂外側，肩關節與肩胛骨附近肌群，動作中必須承受額外的旋轉與持續向下的力量，在執行與啞鈴相同的重量上會顯得較為困難。也因如此，能夠使得肩關節與肩胛骨的旋轉、穩定肌群被協同徵召，讓訓練效果增加，但難處在於持壺鈴的技巧需要多加練習，與習慣特殊的鈴身設計，留意手腕上方容易造成疼痛。

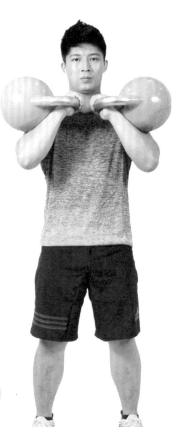

1 起始姿勢時，將壺鈴架於身體前側。兩拳相對，拳眼朝身體。

Point

與壺鈴肩推舉相比較，同樣將壺鈴置於手臂彎曲夾角處，但手肘較前推負重置於身體前方。

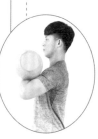

OSS
這
樣
做

1、壺鈴架式時，後腦勺向後推出，手肘向前推出，維持大拇指指節接觸鎖骨。
2、想像拳頭盡量靠近天花板，肩膀能自然延伸。

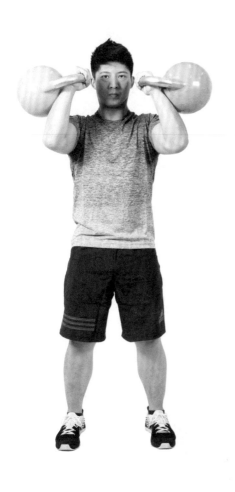

2 　推起動作初期，將壺鈴直接朝
　　上方推出。

3 　軀幹維持中立，將壺鈴推舉至
　　頭頂正上方。掌心朝前，並回
　　到起始姿勢（同步驟1）。

Point

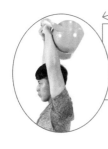

推起動作時，壺鈴
置於身體後側，手
臂與軀幹呈直線。

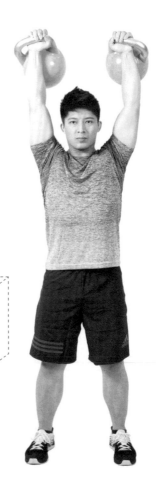

訓練肌群

肩關節屈曲
肌群、肩關
節外展肌
群、肩關節
內旋轉肌
群、肩胛骨
上旋轉肌
群、肘關節
伸展肌群、
軀幹穩定肌
群、下肢穩
定肌群

One arm shoulder press

04 ——
單邊肩推舉

以單手執行肩推舉動作，可使用壺鈴或者是啞鈴做訓練，效果和雙邊執行動作時相仿，但在單邊操作時，容易因過度推舉，而造成身體往一側彎曲，導致姿勢不穩定，對於單側軀幹穩定性有良好的訓練效果，另外以單側執行動作時，可以教專注的完成動作。

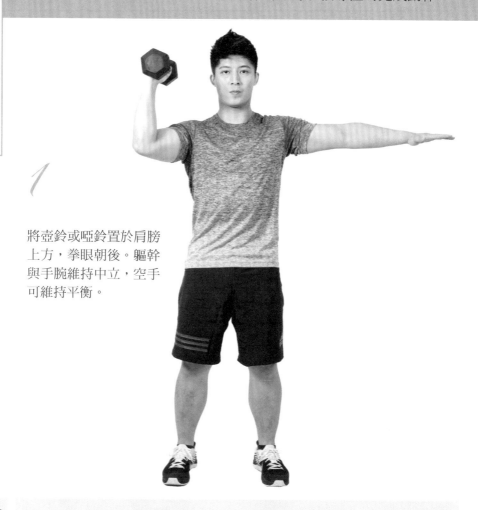

1

將壺鈴或啞鈴置於肩膀上方，拳眼朝後。軀幹與手腕維持中立，空手可維持平衡。

這樣做

想像雙邊肩膀有一連線，與地板水平，且持續維持。

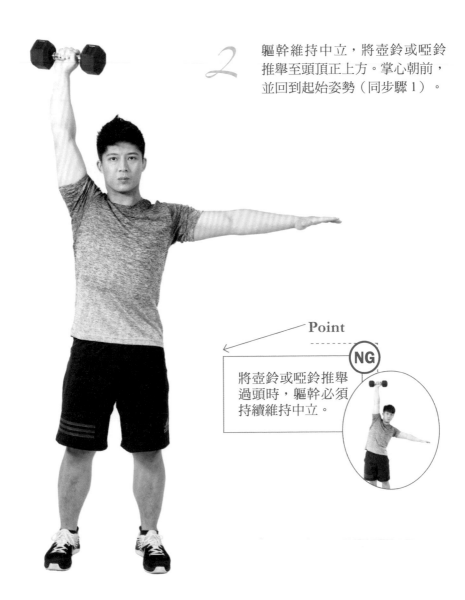

2 軀幹維持中立，將壺鈴或啞鈴
推舉至頭頂正上方。掌心朝前，
並回到起始姿勢（同步驟 1）。

Point —

NG

將壺鈴或啞鈴推舉
過頭時，軀幹必須
持續維持中立。

Military press

05 ——
軍事肩推舉

以槓鈴執行垂直推動作，相對來說較啞鈴或壺鈴進行動作時，來得更有負重潛力，肩關節與肩胛骨在移動時，也會較為穩定，但神奇的是，動作難度相對較高。

原因在於，進行時雙手抓握住單支無法彎折的槓鈴，使得移動的軌跡相對固定，在固定的情況下，肩關節附近肌群相對來得緊繃。若活動度受限的情況下，執行容易造成動作不完整或是疼痛，另一點是槓鈴在移動時，必須移動頭部和下巴，讓槓鈴能夠經過臉部到達頭頂，對於協調性、動作技術不純熟的操作者來說，會造成額外的負擔。

訓練肌群

肩關節屈曲肌群、肩關節外展肌群、肩關節內旋轉肌群、肩胛骨上旋轉肌群、肘關節伸展肌群、軀幹穩定肌群、下肢穩定肌群

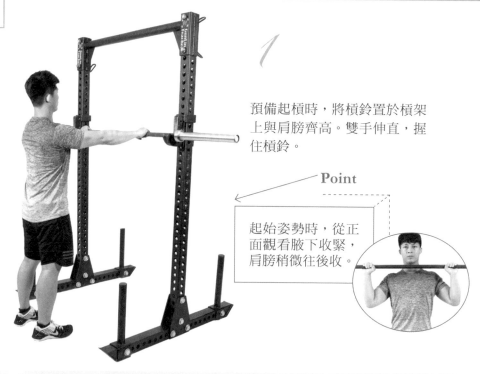

1

預備起槓時，將槓鈴置於槓架上與肩膀齊高。雙手伸直，握住槓鈴。

Point

起始姿勢時，從正面觀看腋下收緊，肩膀稍微往後收。

這樣做

1、雙手抓握槓鈴預備起槓時，可想像將槓鈴折斷在前進下蹲，背部張力較容易維持。

2、想像拳頭盡量靠近天花板，肩膀能自然延伸。

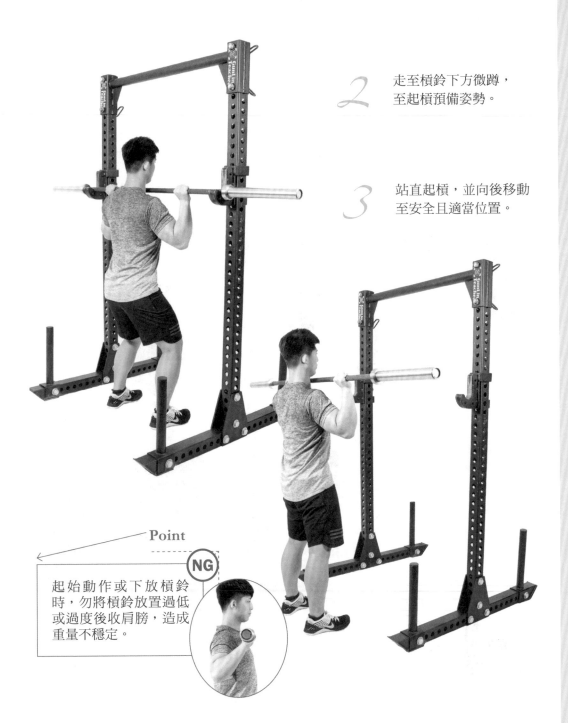

2 走至槓鈴下方微蹲，
  至起槓預備姿勢。

3 站直起槓，並向後移動
  至安全且適當位置。

Point

NG

起始動作或下放槓鈴
時，勿將槓鈴放置過低
或過度後收肩膀，造成
重量不穩定。

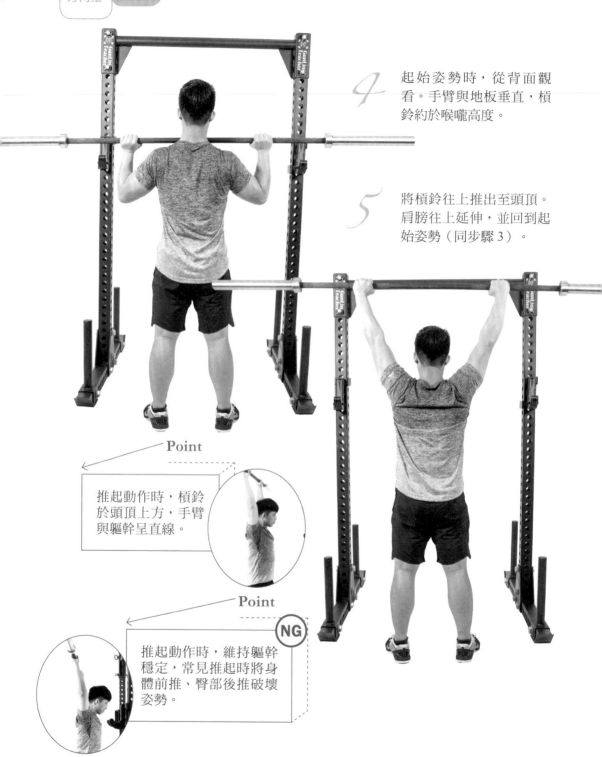

4 起始姿勢時，從背面觀看。手臂與地板垂直，槓鈴約於喉嚨高度。

5 將槓鈴往上推出至頭頂。肩膀往上延伸，並回到起始姿勢（同步驟3）。

Point

推起動作時，槓鈴於頭頂上方，手臂與軀幹呈直線。

Point

NG

推起動作時，維持軀幹穩定，常見推起時將身體前推、臀部後推破壞姿勢。

06 ―
槓鈴借力推

與軍事肩推舉動作相仿,但在槓鈴移動上加入下肢推,幫助上肢進行垂直推動作時,能夠更快速的到達結束位置。
此動作允許上肢在承受更大的重量下進行動作,能夠增加上肢的負重潛力、下肢的爆發力與肩關節、肩胛骨穩定肌群徵召,協同穩定的能力。

訓練肌群

肩關節屈曲肌群、肩關節外展肌群、肩關節內旋轉肌群、肩胛骨上旋轉肌群、肘關節伸展肌群、髖關節伸展肌群、膝關節伸展肌群、踝關節伸展肌群、軀幹穩定肌群、下肢穩定肌群

1 起始姿勢與軍事肩推舉相同。

2 準備移動槓鈴,稍微屈膝下蹲。

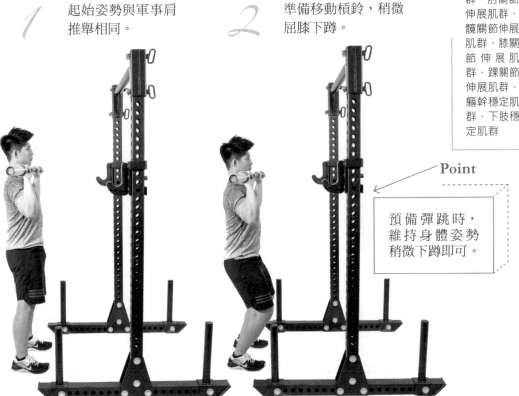

Point

預備彈跳時,維持身體姿勢稍微下蹲即可。

OSS
這樣做　　想像奮力往上跳起後,向天花板推動槓鈴。

3　維持姿勢，奮力跳起。
　使髖、膝、踝關節伸
　展，令槓鈴飛起。

Point

槓鈴因跳起動作失
重，飛起後推出，
勿直接用手推起。

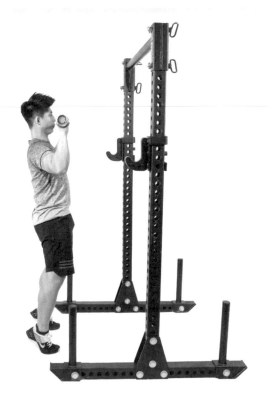

4　站穩的同時，槓鈴應到達
　頭頂上方。

5　・稍微下蹲，並將槓鈴下
　　放至預備跳起姿勢。
　・站直，回到起始姿勢
　　（同步驟1）。

07 —
槓鈴借力挺

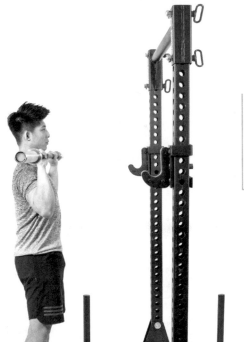

訓練肌群

肩關節屈曲
肌群、肩關
節外展肌
群、肩關節
內旋轉肌
群、肩胛骨
上旋轉肌
群、肘關節
伸展肌群、
髖關節伸展
肌群、膝關
節伸展肌
群、踝關節
伸展肌群、
軀幹穩定肌
群、下肢穩
定肌群

與槓鈴借力推在起始與動作進行中的動作相同，但在結束時加入了被稱之為「接槓」的動作。

接槓，顧名思義就是在槓鈴移動至頭頂時，接住槓鈴，類似於舉重運動中的挺舉動作，動作真正的意義在於，自身發出大量的力量後，加上槓鈴的重量，做出接槓動作時，能夠訓練身體消散力量衝擊的能力，此種能力被稱之為動作中身體的「剛性」，例如馬拉松運動中連續的跑動，就需要剛性來支撐身體連續踩踏地面帶來的力量衝擊。

1

起始姿勢與軍事肩
推舉相同。

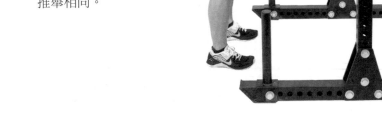

Boss
這
樣
做

1、想像奮力往上跳起後，向天花板推動槓鈴。
2、在槓鈴到達頭頂前，蹲至接槓位置，等待槓鈴下落。

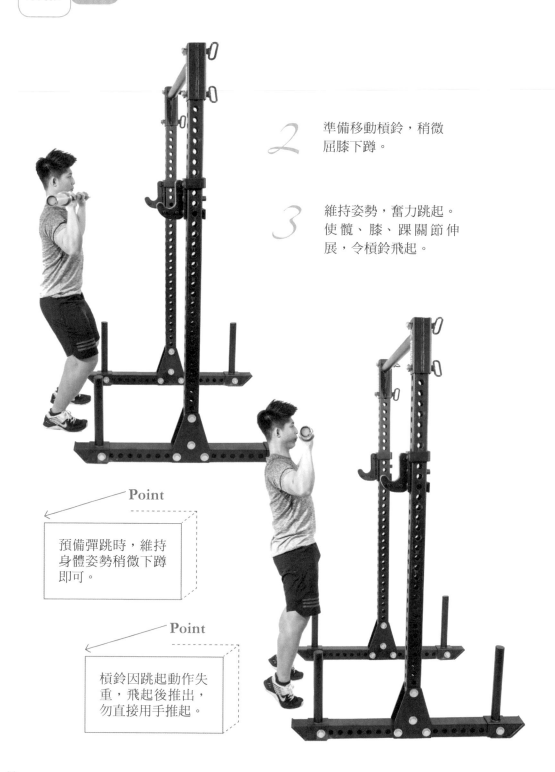

2 準備移動槓鈴，稍微
屈膝下蹲。

3 維持姿勢，奮力跳起。
使髖、膝、踝關節伸
展，令槓鈴飛起。

Point

預備彈跳時，維持
身體姿勢稍微下蹲
即可。

Point

槓鈴因跳起動作失
重，飛起後推出，
勿直接用手推起。

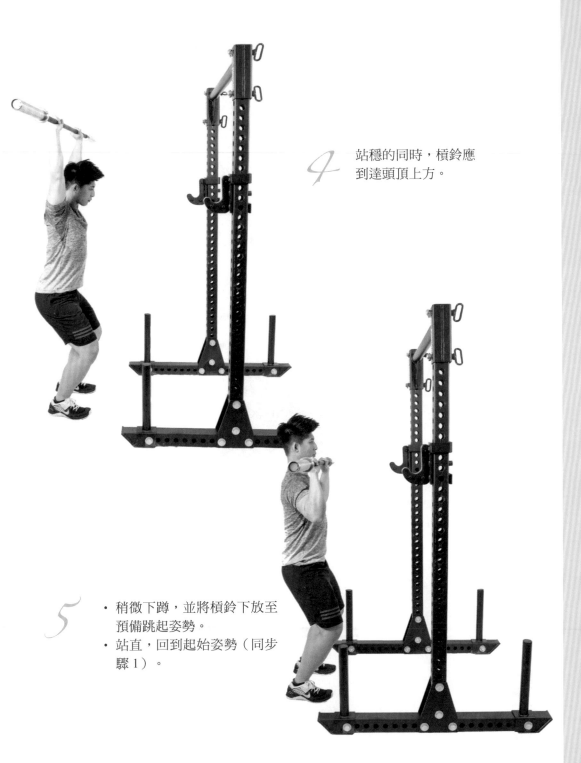

4 站穩的同時，槓鈴應
到達頭頂上方。

5 · 稍微下蹲，並將槓鈴下放至
預備跳起姿勢。
· 站直，回到起始姿勢（同步
驟1）。

訓練肌群

肩關節屈曲
肌群、肩關
節水平內收
肌群、肩胛
骨 外 展 肌
群、肘關節
伸展肌群、
軀幹穩定肌
群、下肢穩
定肌群

08 —
地板伏地挺身

Push up

在地板上進行伏地挺身，是最傳統、經典的伏地挺身模板，但卻
比想像中來得困難許多。進行中，軀幹持續維持穩定用力，令大
部分初接觸伏地挺身的操作者感到吃驚，伏地挺身是非常好能夠
練習軀幹與上肢肌群協同的動作選擇。

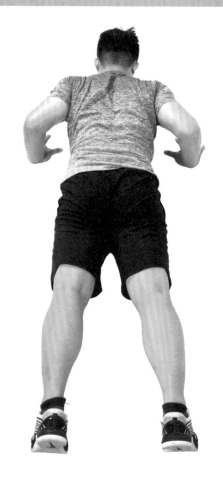

oss
這
樣
做

想像將身體拉向地板，較能夠維持肩胛骨穩定。

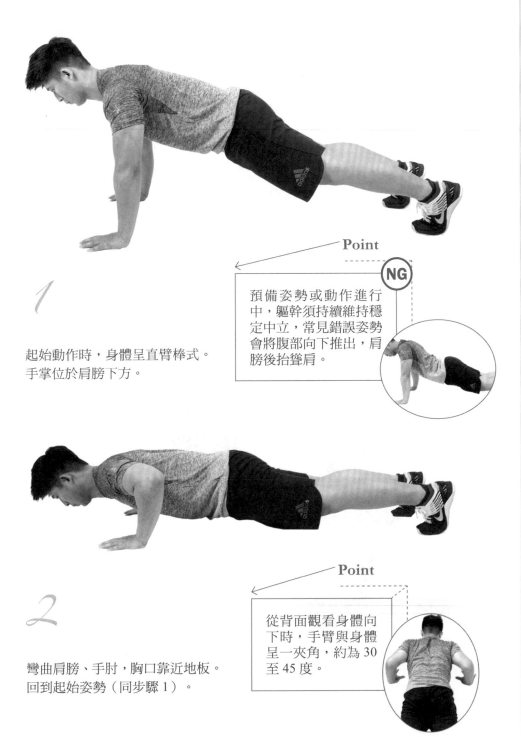

1

起始動作時，身體呈直臂棒式。
手掌位於肩膀下方。

Point

NG

預備姿勢或動作進行
中，軀幹須持續維持穩
定中立，常見錯誤姿勢
會將腹部向下推出，肩
膀後抬聳肩。

2

彎曲肩膀、手肘，胸口靠近地板。
回到起始姿勢（同步驟 1）。

Point

從背面觀看身體向
下時，手臂與身體
呈一夾角，約為 30
至 45 度。

Torso elevated
push up

09 —
身體抬高伏地挺身

將身體抬高至槓鈴或是訓練躺椅上，進行相同的伏地挺身動作。
對大部分初接觸訓練者來說，並不具備完整進行地板伏地挺身，
而衍伸出的退階動作，將身體抬高能夠使軀幹與上肢對體重的負
荷減少，降低動作難度。

本書並不推薦屈膝跪地的伏地挺身退階動作，原因是屈膝跪地對
於伏地挺身中重要的軀幹穩定元素大量剔除，並且造成姿勢的破
壞，這對重視姿勢健康的操作者來說，也許不是一件好事。

訓練肌群

肩關節屈曲
肌群、肩關
節水平內收
肌群、肩胛
骨外展肌
群、肘關節
伸展肌群、
軀幹穩定肌
群、下肢穩
定肌群

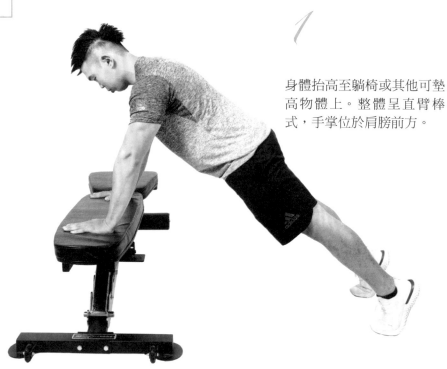

身體抬高至躺椅或其他可墊
高物體上。整體呈直臂棒
式，手掌位於肩膀前方。

這樣做

想像將身體拉向抬高物，較能夠維持肩胛骨穩定。

96

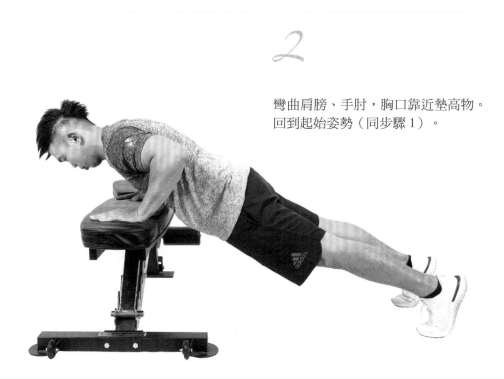

2

彎曲肩膀、手肘，胸口靠近墊高物。
回到起始姿勢（同步驟 1）。

Point

預備姿勢或動作進行
中，軀幹須持續維持穩
定中立，常見錯誤姿勢
會將腹部向下推出，肩
膀後抬聳肩。

Feet elevated push up

10 —
腳抬高伏地挺身

伏地挺身的進階動作選擇之一，將腳抬高能夠使身體與地板更為平行，軀幹與上肢的負荷重量，因完整的受地心引力影響，而變得更重，原則上與地板伏地挺身訓練效益相同。

但本書中不建議操作者在能夠穩定進行 8 至 12 下地板伏地挺身後，繼續增加次數，或貿然增加額外負重，也許能夠使用腳抬高伏地挺身，練習更困難的軀幹穩定和上肢肌群協同動作。

訓練肌群

肩關節屈曲肌群、肩關節水平內收肌群、肩胛骨外展肌群、肘關節伸展肌群、軀幹穩定肌群、下肢穩定肌群

1

腳抬高至槓片或其他可墊高物體上。高度至多為小腿三分之一，呈直臂棒式。手掌位於肩膀前方。

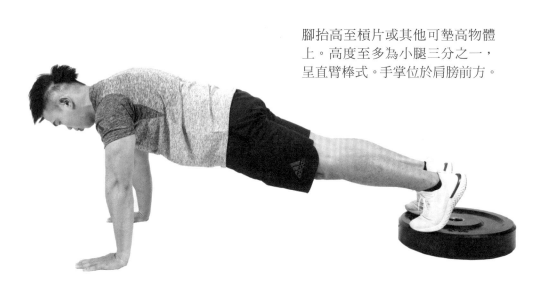

這樣做

想像將身體拉向地板，較能夠維持肩胛骨穩定。

2

彎曲肩膀、手肘，胸口靠近地板。
回到起始姿勢（同步驟 1）。

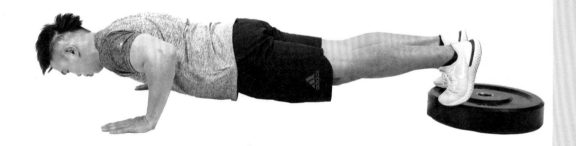

Point

預備姿勢或動作進行
中，軀幹須持續維持穩
定中立，常見錯誤姿勢
會將腹部向下推出，肩
膀後抬聳肩。

訓練肌群

肩關節屈曲
肌群、肩關
節水平內收
肌群、肩胛
骨外展肌
群、肘關節
伸展肌群、
軀幹穩定肌
群、下肢穩
定肌群

Bosu push up

11 —
伯舒球伏地挺身

將名為「伯舒球」的半圓形不穩定器材，置於雙手下方，增加動作中的不穩定性，能夠加強訓練軀幹、肩關節與肩胛骨，在各個不同狀況下，都能夠保持良好的穩定的能力，也能夠藉由不穩定原素，徵召出更多的肌肉群協同動作。

1

雙手握緊伯舒球三、九點方向。
呈直臂棒式，手掌位於肩膀前方。

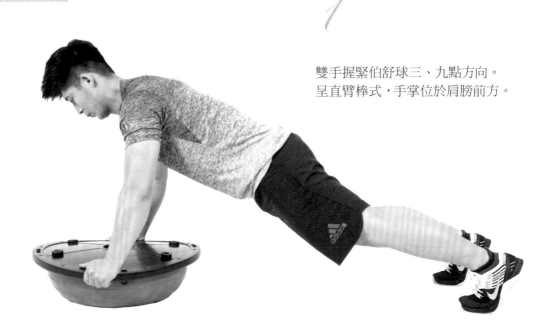

這樣做

雙腳踩穩地板，維持重心平均分配。

2

彎曲肩膀、手肘，胸口靠近球頂部。
回到起始姿勢（同步驟 1）。

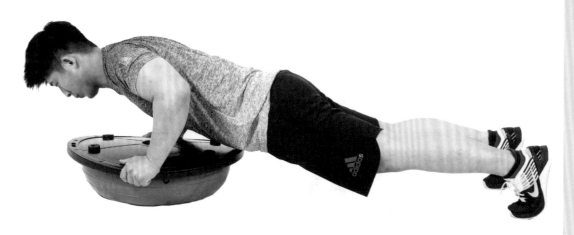

Point

預備姿勢或動作進行中，
軀幹須持續維持穩定中
立，常見錯誤會將腹部向
下推出，肩膀後抬聳肩。
此時把雙腳稍微分開一
些，可防止以上問題。

Ring push up

12 —— 吊環伏地挺身

與伯舒球伏地挺身效益相仿，但伯舒球的晃動較針對軀幹的穩定能力做訓練，而吊環較能夠訓練肩關節與肩胛骨附近肌群，維持穩定關節的能力。

在沒有吊環還能夠使用的狀態下，也能使用懸吊器材，例如 TRX 做代替，但吊環在器材設定上有兩個支點，相較於一個支點的懸吊器材來得更不穩定，訓練效果更佳。

訓練肌群

肩關節屈曲肌群、肩關節水平內收肌群、肩胛骨外展肌群、肘關節伸展肌群、軀幹穩定肌群、下肢穩定肌群

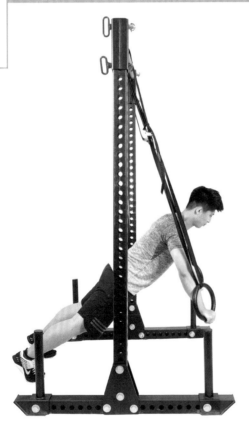

1

雙手握緊吊環，呈直臂棒式。
手掌位於肩膀前方。

Point

預備姿勢或動作進行中，軀幹須持續維持穩定中立，常見錯誤會將腹部向下推出，肩膀後抬聳肩。此時把雙腳稍微分開一些，可防止以上問題。

OSS 這樣做

1、雙腳踩穩地板，維持重心平均分配。
2、雙邊肩膀保持水平穩定下放。

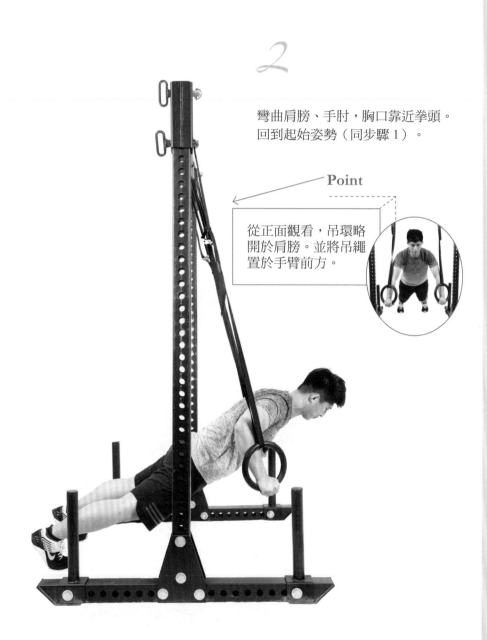

_2_

彎曲肩膀、手肘，胸口靠近拳頭。
回到起始姿勢（同步驟 1）。

Point

從正面觀看，吊環略
開於肩膀。並將吊繩
置於手臂前方。

Lizard
push up

13 —
蜥蜴伏地挺身

以雙手在兩個不同方向進行伏地挺身，例如一上一下，或一下一左，類似於蜥蜴爬行的動作。進行時，因為雙手的不平衡，能夠訓練雙邊肩關節與肩胛骨分開操作不同方向的動作，類似於下肢推時介紹的分腿姿勢，能夠訓練關節在不同方向，或平面時繼續維持穩定操作的能力。

訓練肌群

肩關節屈曲肌群、肩關節水平內收肌群、肩胛骨外展肌群、肘關節伸展肌群、軀幹穩定肌群、下肢穩定肌群

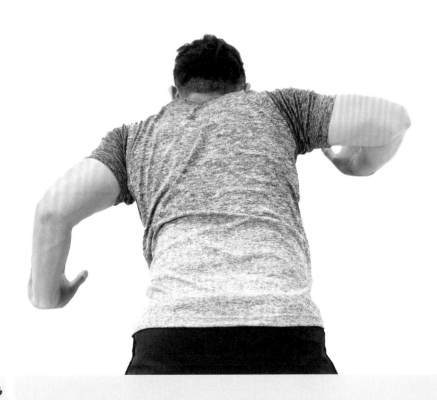

POSS
這樣做

動作中，手肘往手掌外側方向推出，保持肩關節、肩胛骨穩定動作。

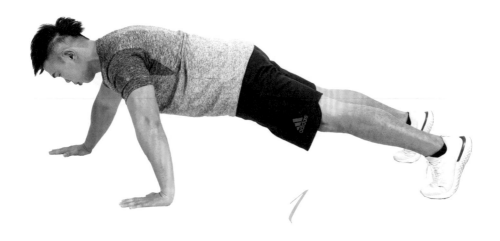

呈直臂棒式。手掌可任意置於肩膀前
或後方。

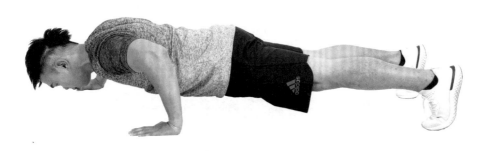

彎曲肩膀、手肘，胸口靠近地板。
回到起始姿勢（同步驟1）。

Point

從背面觀看，肩胛骨移
動會不相同，但必須維
持穩定。

One arm elevated
push up

訓練肌群

肩關節屈曲
肌群、肩關
節水平內收
肌群、肩胛
骨外展肌
群、肘關節
伸展肌群、
軀幹穩定肌
群、下肢穩
定肌群

14 —
單手墊高伏地挺身

將單手墊高進行伏地挺身動作，能夠使用壺鈴、啞鈴或是登階踏板，但高度必須適當，畢竟肩關節活動範圍有限，過度的抬高可能造成不舒服，訓練效益與蜥蜴伏地挺身相似，在不同方向或平面操作動作的能力。

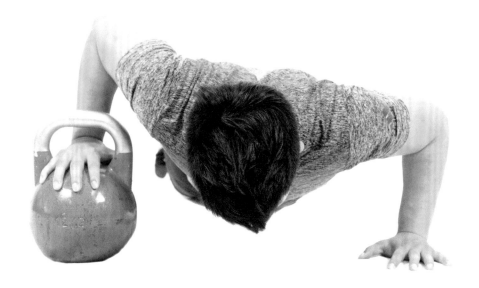

OSS
這樣做

動作中，手肘往手掌外側方向推出，保持肩關節、肩胛骨穩定動作。

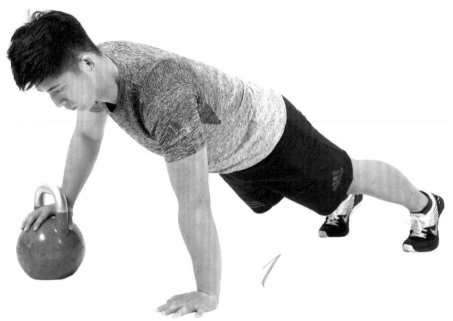

呈直臂棒式。將單手置於壺鈴或其他
墊高物上。

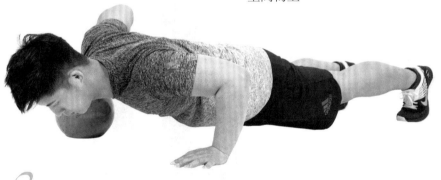

彎曲肩膀、手肘,胸口靠近地板。
回到起始姿勢(同步驟 1)。

Point

從正面觀看,雙邊肩膀
移動距離會不相同,墊
高邊肩膀會較高。

Standing horizontal press

15 —
站姿水平推

利用雪橇車或是類似器材，將負重置於身體前方，一般來說站立姿勢的下肢動作皆為分腿姿勢，較能夠穩定的提供力量，維持身體穩定，並傳送力量至上肢進行水平推動作。

訓練肌群

肩關節屈曲肌群、肩關節水平內收肌群、肩胛骨外展肌群、肘關節伸展肌群、軀幹穩定肌群、下肢穩定肌群

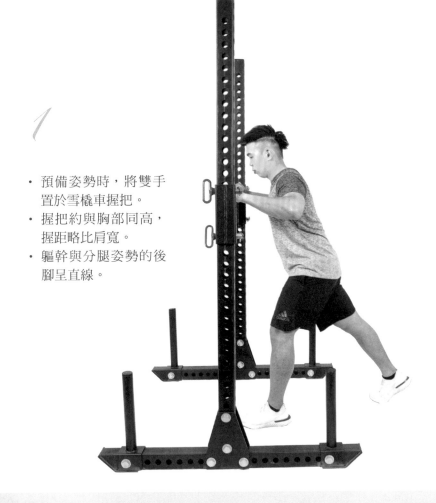

1

· 預備姿勢時，將雙手置於雪橇車握把。
· 握把約與胸部同高，握距略比肩寬。
· 軀幹與分腿姿勢的後腳呈直線。

OSS
這樣做

想像前腳為支點，後腳踩地連動軀幹與手臂推出。

_2_

維持身體姿勢，並將
雪橇車往前推出。

Point

推動雪橇車時，勿
將腹部推出，維持
下肢及軀幹穩定。

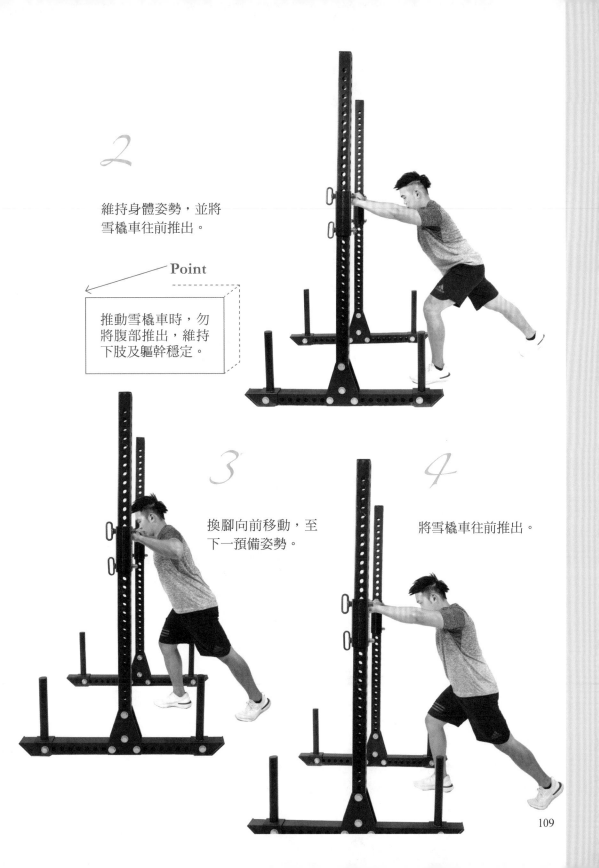

_3_

換腳向前移動，至
下一預備姿勢。

_4_

將雪橇車往前推出。

Dumbbell
bench press

16 ——
啞鈴水平推舉

使用啞鈴進行推舉動作，啞鈴的設計將重量水平分布於鈴身，這樣設計在動作操作上，使得手腕的負荷能夠較為輕鬆自然。

進行推舉動作時，常見狀況為每一個體的肩關節結構形狀並不一定相同，啞鈴雙手各別持握，並不會影響雙邊肩關節在執行動作上的移動軌跡限制，能夠自由調整出適合單一個體的情況。

圖 1 ～ 4 為安全操作啞鈴的取放。

訓練肌群

肩關節屈曲肌群、肩關節水平內收肌群、肩胛骨外展肌群、肘關節伸展肌群、軀幹穩定肌群（較少）、下肢穩定肌群（較少）

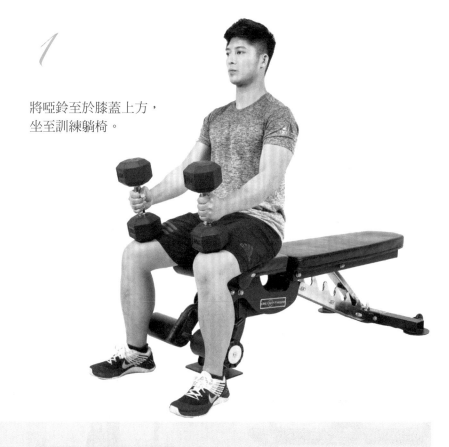

1

將啞鈴至於膝蓋上方，坐至訓練躺椅。

**BOSS
這樣做**

動作中前手臂維持與地板垂直，並讓啞鈴在肩膀與胸部外側移動。

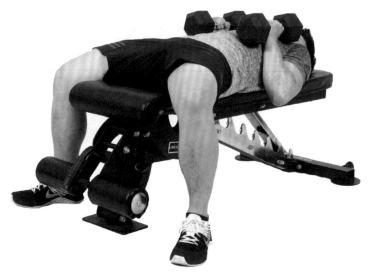

2

順勢躺下,並將啞鈴
拉至胸口。

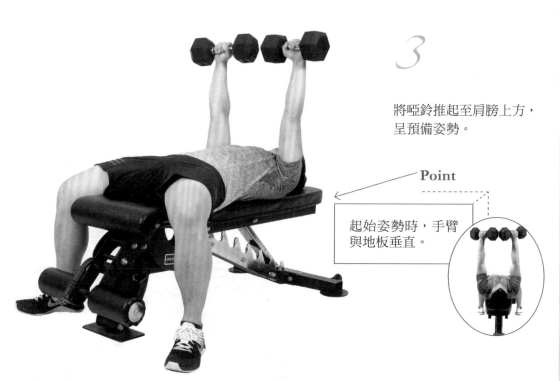

3

將啞鈴推起至肩膀上方,
呈預備姿勢。

Point

起始姿勢時,手臂
與地板垂直。

111

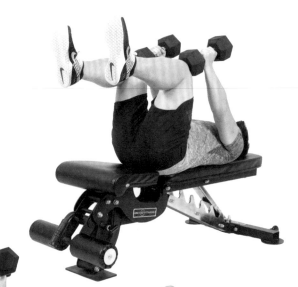

4

- 動作結束時,膝蓋抬起,將啞鈴靠至膝蓋上方。
- 藉由重量順勢做起,結束動作(同步驟1)。

5

啞鈴於肩膀上方,
雙腳踩穩地板。

6

彎曲手肘、肩膀,啞鈴靠近胸部外側。回到起始姿勢(同步驟5)。

Point

NG

常見錯誤為下放時聳肩。

Point

下放啞鈴時,啞鈴於身體外側,前手臂與地板垂直。

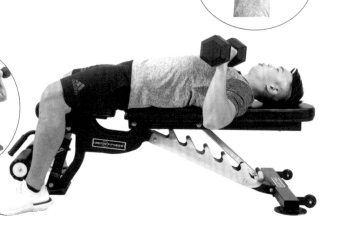

One arm bench press

17 —
單手啞鈴推舉

以單手執行推舉動作使用啞鈴做訓練，效果和雙邊執行動作時相仿，但在單邊操作時，容易因過度推舉或下放，而造成身體旋轉造成姿勢不穩定，對於軀幹的旋轉穩定有良好的訓練效果，另外以單側執行動作時，可以較專注的完成動作。

訓練肌群

肩關節屈曲肌群、肩關節水平內收肌群、肩胛骨外展肌群、肘關節伸展肌群、軀幹穩定肌群、下肢穩定肌群

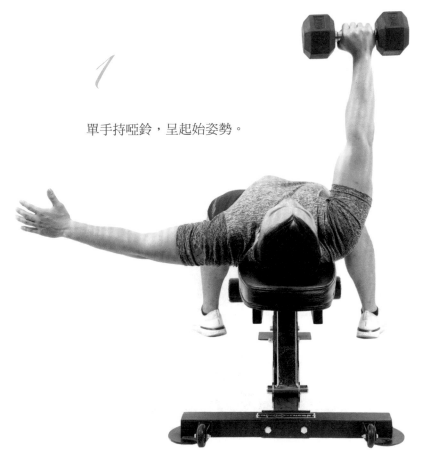

1

單手持啞鈴，呈起始姿勢。

OSS
這樣做

動作中前手臂維持與地板垂直，讓啞鈴在肩膀與胸部外側移動。

113

前手臂保持與地板垂直。
下放至胸部外側。回到起
始姿勢（同步驟1）。

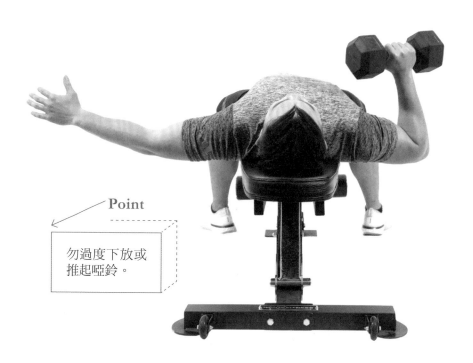

Point

勿過度下放或
推起啞鈴。

18 —
壺鈴水平推舉

使用壺鈴進行推舉動作，壺鈴因為形狀特殊重量會分配於鈴身下半部，且因為壺鈴特殊的握把設計，持鈴時的鈴身置於手臂外側，使得動作中肩關節與肩胛骨附近肌群必須承受額外的旋轉與持續向下的力量，在執行與啞鈴相同的重量上會顯得較為困難。
也因如此，能夠使得肩關節與肩胛骨的旋轉、穩定肌群被協同徵召，達到訓練的效果增加，但難處在於持壺鈴的技巧需要多加練習，與習慣特殊的鈴身設計，留意手腕上方容易造成疼痛。

訓練肌群

肩關節屈曲肌群、肩關節水平內收肌群、肩胛骨外展肌群、肘關節伸展肌群、軀幹穩定肌群（較少）、下肢穩定肌群（較少）

圖 1 ～ 5 為安全操作壺鈴的取放。

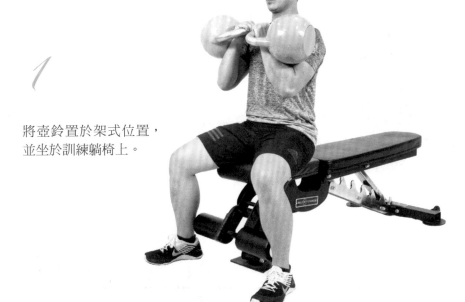

1

將壺鈴置於架式位置，並坐於訓練躺椅上。

oss
這樣做

動作中前手臂維持與地板垂直，讓啞鈴在肩膀與胸部外側移動。

順勢躺下，並緩慢將
掌心貼住胸部。

將壺鈴向上推出，
呈起始姿勢。

Point

起始姿勢時，手臂
垂直地板，壺鈴置
於手臂處。

動作結束時，將壺鈴下放至
胸口，掌心貼住胸部。

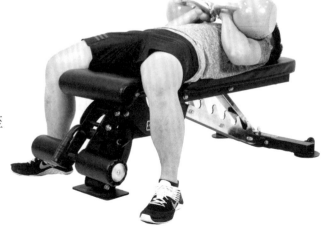

116

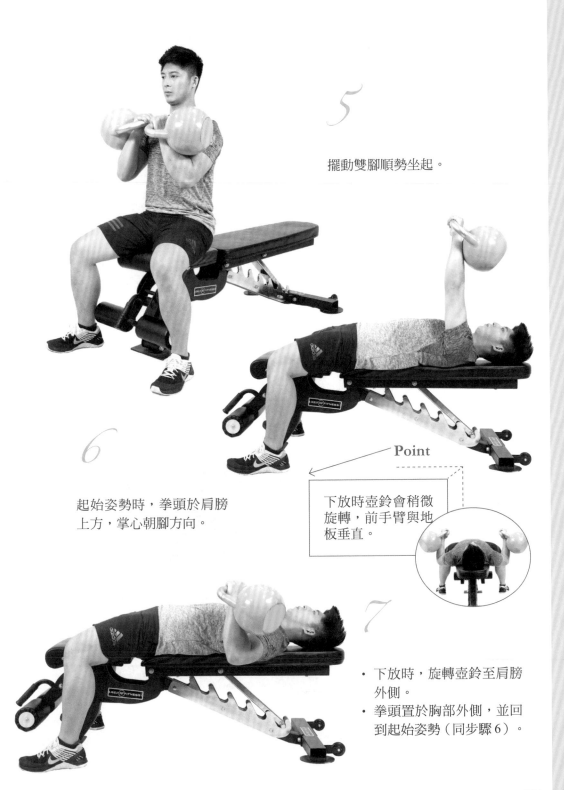

5

擺動雙腳順勢坐起。

6

起始姿勢時，拳頭於肩膀
上方，掌心朝腳方向。

Point

下放時壺鈴會稍微
旋轉，前手臂與地
板垂直。

7

・下放時，旋轉壺鈴至肩膀
　外側。
・拳頭置於胸部外側，並回
　到起始姿勢（同步驟6）。

肩關節屈曲
肌群、肩關
節水平內收
肌群、肩胛
骨外展肌
群、肘關節
伸展肌群、
軀幹穩定肌
群、下肢穩
定肌群

One arm kettlebell press

19 —
單手壺鈴推舉

以單手執行推舉動作使用壺鈴做訓練，效果和雙邊執行動作時相仿。

但在單邊操作時，容易因過度推舉或下放，造成身體旋轉造成姿勢不穩定，對於軀幹的旋轉穩定有良好的訓練效果，另外以單側執行動作時，可以較專注的完成動作。

1

單手持壺鈴，呈起始姿勢。

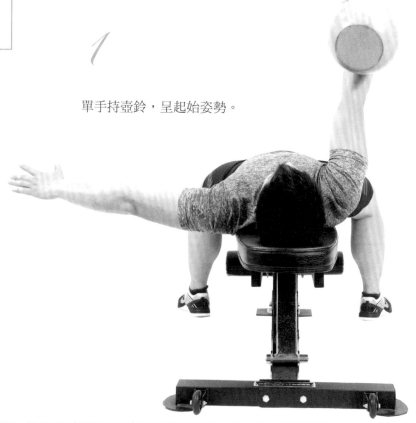

oss

這樣做

動作中，前手臂維持與地板垂直，讓壺鈴在肩膀與胸部外側移動。

2

前手臂保持與地板垂直。下放至胸
部外側，回到起始姿勢（同步驟 1 ）。

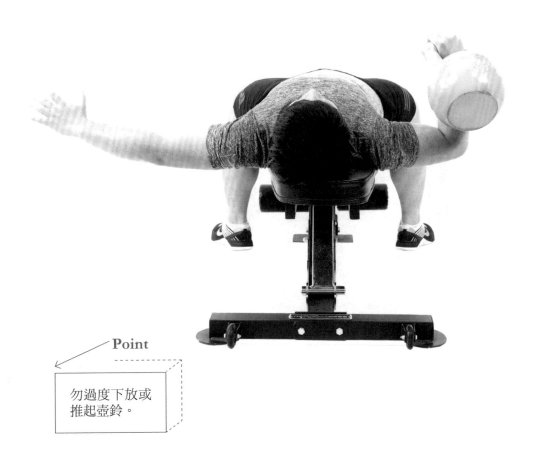

Point

勿過度下放或
推起壺鈴。

Barbell
bench press

20 —
槓鈴水平推舉

以槓鈴進行水平推舉，相較於啞鈴或壺鈴，槓鈴的負重潛力高非常多，且能夠更穩定的動作，相較於槓鈴垂直推來說，使用槓鈴的難度減低不少，原因是動作時將身體躺於訓練躺椅上，減低了軀幹維持穩定的難度，並且少了需要控制身體閃避槓鈴移動的動作，僅剩下對於肩關節的限制。

通常情況下，水平方向的肩關節限制相對較少，使得槓鈴推舉成為健身房或訓練中心最常見的訓練動作。

訓練肌群

肩關節屈曲肌群、肩關節水平內收肌群、肩胛骨外展肌群、肘關節伸展肌群、軀幹穩定肌群（較少）、下肢穩定肌群（較少）

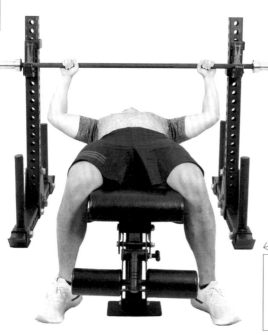

1

- 將槓鈴置於槓架上，約與站立時肚臍高度同高。
- 躺於槓鈴下方，雙手握緊槓鈴。
- 握距約比肩膀略寬。

Point

從正面觀看起槓姿勢時，槓鈴置於眼睛上方。

**oss
這樣做**

起始姿勢下，想像將槓鈴折斷，能夠較好的維持肩關節與肩胛骨穩定。

2

起槓後，將槓鈴移動
至肩膀上方。

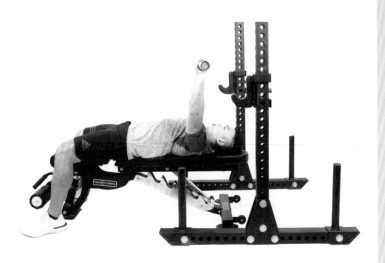

3

維持前手臂與地板垂直，
槓鈴靠近或貼住胸口。

Point

下放槓鈴的深度，視
肩膀活動度而定。

4

動作結束後，將槓鈴
放回槓架上。

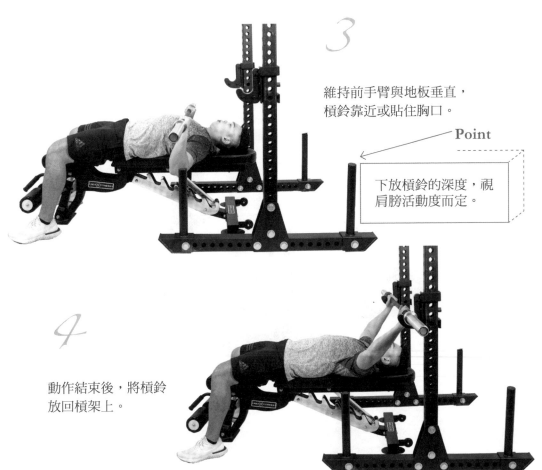

21 —
槓鈴地板推舉

同樣以槓鈴進行水平推舉，不同的是從躺於躺椅上變成躺至地板，差別在於手臂移動的軌跡受到限制，且破除了肌肉在動作移動時累積的彈性位能。

動作行程較短，但需要以較大的力量推起，且躺於地板時，無法使用雙腳踩踏帶來的穩定和協助力量傳遞的效果，在軀幹維持方面較為困難，種種難處使得執行槓鈴地板推舉時的重量相對較低，但在其他能力的提升上達到輔助的效果。

訓練肌群

肩關節屈曲肌群、肩關節水平內收肌群、肩胛骨外展肌群、肘關節伸展肌群、軀幹穩定肌群、下肢穩定肌群

1

平躺於地板。將槓鈴推起至肩膀上方，呈起始姿勢。

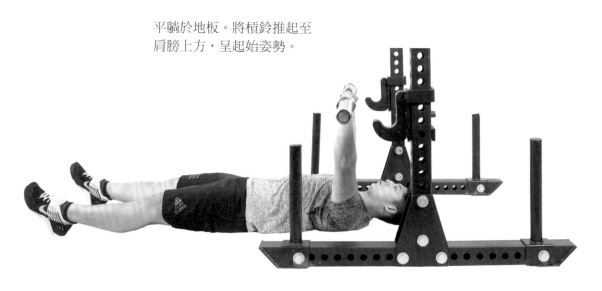

**OSS
這
樣
做**

1、起始姿勢下，想像將槓鈴折斷，能夠較好的維持肩關節與肩胛骨穩定。

2、想像被地板擋住而無法動作，而非將地板視為終點。

下放時，前手臂保持與地板垂直。
下放槓鈴至手肘貼住地板，回到
起始姿勢（同步驟 1）。

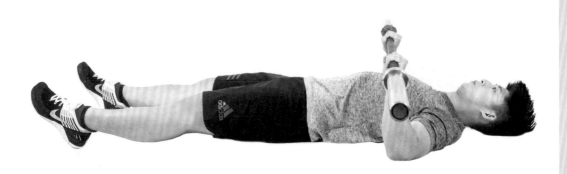

Point

下放槓鈴時，手肘貼
住地板但不放鬆。

訓練肌群

肩關節屈曲
肌群、肩關
節水平內收
肌群、肩關
節外展肌
群、肩胛骨
外展肌群、
肩關節上旋
轉肌群、肘
關節伸展肌
群、軀幹穩
定肌群、下
肢穩定肌群

Landmine
shoulder press

22 —
地雷管肩推舉

利用地雷管進行推舉動作，被歸類於肩推舉的原因，單純是因為
負重位置高於肩膀，在進行地雷管肩推舉時，除了能夠做為水平
方向進入垂直方向的過渡動作選擇，也能達到類似於站姿水平推
的效果，建立在站立或是較為接近站立姿勢的推舉動作肌力。

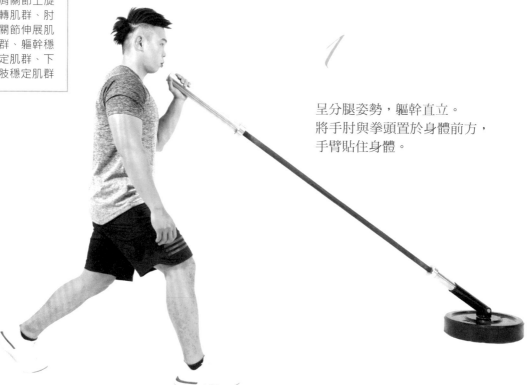

呈分腿姿勢，軀幹直立。
將手肘與拳頭置於身體前方，
手臂貼住身體。

這樣做

想像前腳為支點，後腳踩地連動軀幹與手臂推出。

124

2

維持軀幹穩定，將槓鈴推起。
回到起始姿勢（同步驟1）。

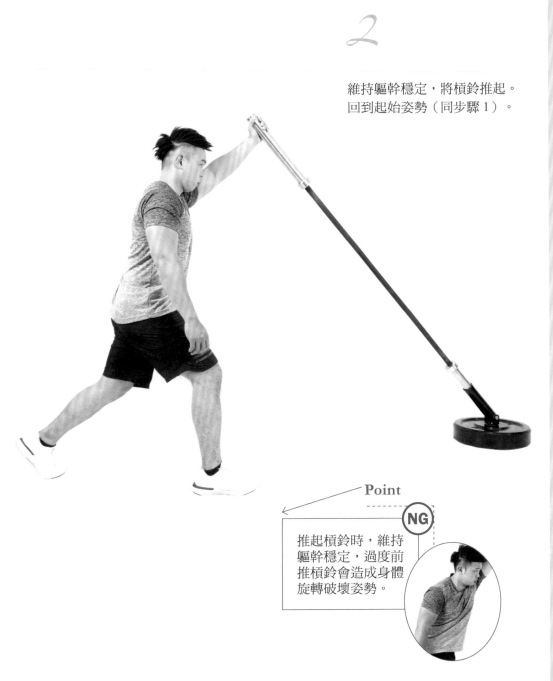

Point ------ NG

推起槓鈴時，維持
軀幹穩定，過度前
推槓鈴會造成身體
旋轉破壞姿勢。

Dumbbell incline bench press

訓練肌群

肩關節屈曲
肌群、肩關
節水平內收
肌群、肩關
節外展肌
群、肩胛骨
外展肌群、
肩關節上旋
轉肌群、肘
關節伸展肌
群、軀幹穩
定肌群、下
肢穩定肌群

23 —
啞鈴斜上推舉

使用啞鈴進行斜上推舉動作，啞鈴的設計將重量水平分布於鈴身，
這樣設計在動作操作上，使得手腕的負荷能夠較為輕鬆自然。
進行斜上推舉動作時，常見狀況為每一個體的肩關節結構形狀並
不一定相同，啞鈴雙手各別持握，並不會影響雙邊肩關節在執行
動作上的移動軌跡限制，能夠自由調整出適合單一個體情況。

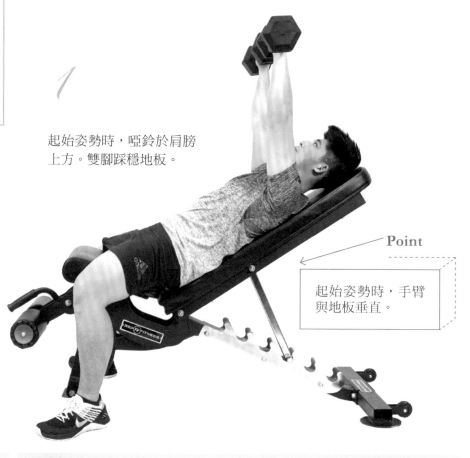

起始姿勢時，啞鈴於肩膀
上方。雙腳踩穩地板。

Point

起始姿勢時，手臂
與地板垂直。

OSS
這
樣
做

動作中，前手臂維持與地板垂直，並讓啞鈴在肩膀與胸部外側移動。

2

彎曲手肘、肩膀，啞鈴靠近胸
部外側位置。回到起始姿勢
（同步驟 1）。

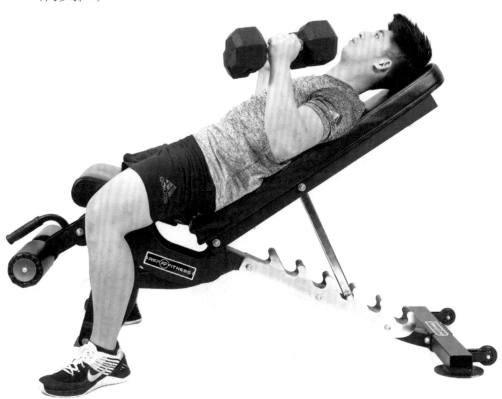

Point

下放啞鈴時，啞鈴
於身體外側，前手
臂與地板垂直

訓練肌群

肩關節屈曲
肌群、肩關
節水平內收
肌群、肩關
節外展肌
群、肩胛骨
外展肌群、
肩關節上旋
轉肌群、肘
關節伸展肌
群、軀幹穩
定肌群、下
肢穩定肌群

Kettlebell incline bench press

24 —
壺鈴斜上推舉

使用壺鈴進行斜上推舉動作，壺鈴因為形狀特殊，重量會分配於鈴身下半部，且因為壺鈴特殊的握把設計，持鈴時的鈴身置於手臂外側，使得動作中肩關節與肩胛骨附近肌群，必須承受額外的旋轉與持續向下的力量，在執行與啞鈴相同的重量上會顯得較為困難。也因如此，能夠使的肩關節與肩胛骨的旋轉、穩定肌群被協同徵召，使得訓練的效果增加，但難處在於持壺鈴的技巧需要多加練習，與習慣特殊得鈴身設計，留意手腕上方容易造成疼痛。

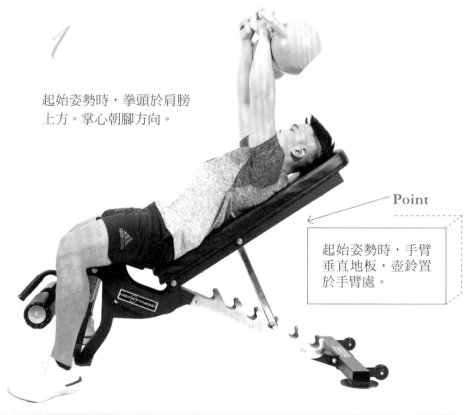

1

起始姿勢時，拳頭於肩膀
上方。掌心朝腳方向。

Point

起始姿勢時，手臂
垂直地板，壺鈴置
於手臂處。

這樣做

動作中，前手臂維持與地板垂直，讓壺鈴旋轉並在肩膀與胸部外側移動。

2

下放時，旋轉壺鈴置肩膀外
側。拳頭置於胸部外側。
回到起始姿勢（同步驟 1）。

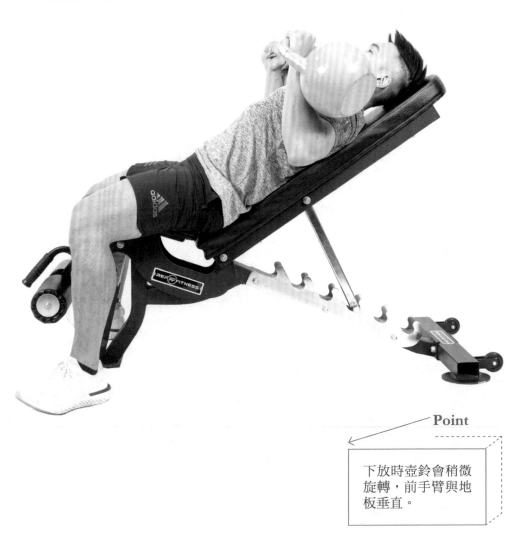

Point

下放時壺鈴會稍微
旋轉，前手臂與地
板垂直。

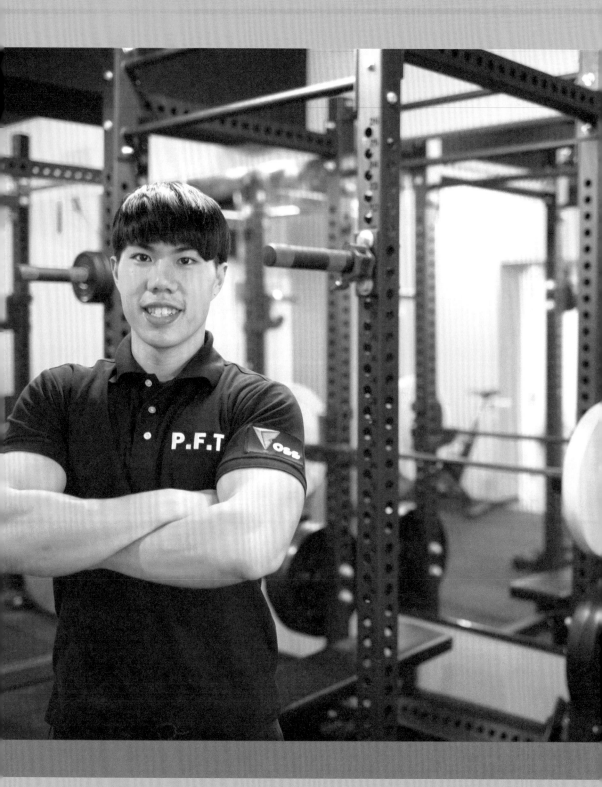

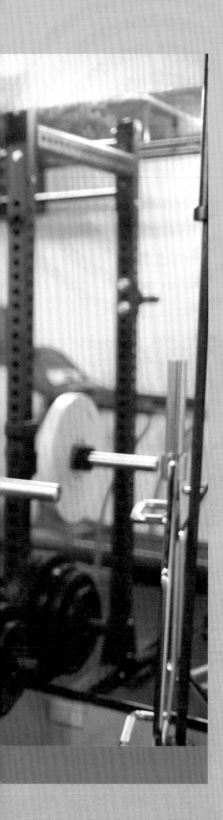

PART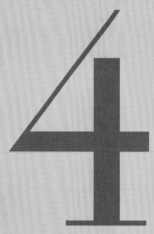

上肢拉系列
改善駝背，矯正圓肩，
回轉身體的端正挺拔

　　上肢拉動作為一連串利用上肢肢段，將負重往身體靠近，或將自身體重做為負重手段，往固定點靠近之訓練系列。

　　近代文明的急速發展，對於經濟、科技、醫療等等項目，拉往了過去人類無法企及的高度，卻也帶來了「坐式生活」這一健康殺手，坐式生活最主要的破壞，在於無法令人體姿勢良好的維持，而姿勢異常造成的傷害是非常巨大的，從大腦、神經、骨骼與肌肉帶來的一系列訊號，令人體因為姿勢而無法健康的生活。

　　也許上肢拉動作是這連續因果的解藥，上肢拉動作能夠訓練到人體最難以控制的姿勢肌群，以及大量的背部肌群，甚至在不同的情況下，能夠將力量連結至全身。

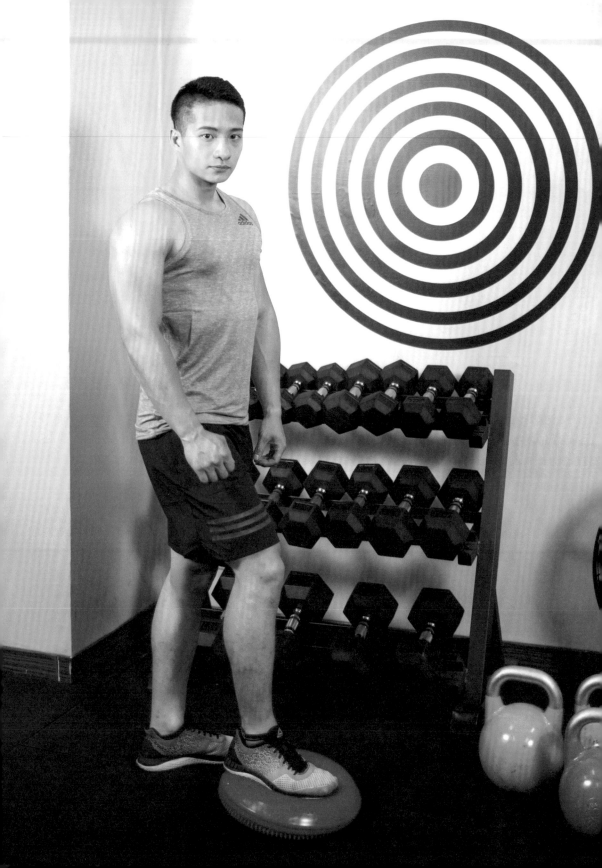

Vertical pull
垂直方向拉

◇ 引體向上（Pull up）
◇ 滑輪下拉（Lat pull down）

垂直方向拉，為一系列將置於頭頂之重量拉往身體，或將自身往頭頂方向拉起的訓練動作。垂直拉動作能夠訓練到現代人非常欠缺的懸掛，以及在身體無法靠任何能夠置放的支點時維持姿勢的能力。

Horizontal pull
水平方向拉

◎ **有支撐划船**（Supported row）──
◇ 坐姿划船（Seated row）
◇ 俯臥划船（Prone row）
◇ 單手划船（One arm row）

在動作執行中，能夠藉由外物支撐身體重量，或是當成支點使力，並且減少動作中需要控制程度的一系列動作，被稱為有支撐的划船動作。
在支撐中，通常需要特別穩定控制的軀幹成分會被一部分剔除，可以較為專注在胸椎、肩胛骨與肩關節的動作上，對於初學者來說，可以大大減少動作中操作的難度。

◎ **無支撐划船**（Unsupported row）──
◇ T 型握把划船（T-Bar row）
◇ 屈體划船（Bent over row）
◇ 反式划船（Reverse row）

無支撐划船動作，在操作上皆較為困難，原因是執行無支撐划船時，幾乎沒有能夠支撐身體、減少軀幹穩定需求的額外器材，或是支撐時的動作模式，反而增加在操作時軀幹支撐的難度，故無支撐的划船動作，能夠在有支撐划船動作累積了一定的訓練經驗後，再行操作，會較為能夠專心在軀幹的控制上。

Incline pull
斜方向拉

◇ X 型下拉（X-Pull down）

斜方向拉能夠做為水平方向拉與垂直方向拉的過渡選擇，因為對於大部分的初學操作者來說，在身體維持脊椎中立排列下，將手抬起至過頭是有一定難度，原因是大部份現代人對於姿勢維持的不了解，容易造成身體前側過於緊繃，後側過於無力的狀態，而將手抬起過頭時，最主要就必須動用到這些無力的後側肌群，或者是能夠將手抬起過頭，但在有負重的情況下，卻不能穩定控制導致傷害。

訓練肌群

肩關節伸展
肌群、肩關
節內收肌
群、肩胛骨
下旋轉肌
群、肩關節
穩定肌群、
軀幹穩定肌
群

01 ——
引體向上

Pull up

引體向上動作時，將自身體重當作負荷，並將固定點置於頭頂上方，並將負重拉往固定點，也就是「拉單槓」的正確名稱。

引體向上能夠訓練到身體姿勢的維持，懸掛時因為地心引力造成的大量肩關節附近韌帶、肌腱的拉扯會徵召出大量的姿勢肌群，協同用力以防韌帶或肌腱受損，並且在維持的狀態下，將自身體重或者再將外掛的重量拉起，能夠幫助調整肌肉、體重比，常見體重過重的操作者，在執行一系列，自身體重的訓練動作時卻異常吃力，原因大部分是無法維持肌群共同徵召，而增加了單一肌肉的負擔，這時藉由引體向上訓練能夠達到更好的效果。

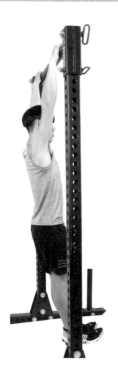
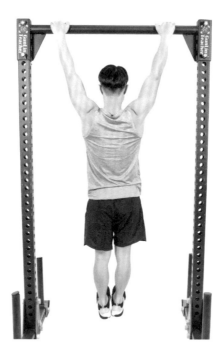

· 將身體懸掛於單槓
  上。髖關節稍微彎
  曲。腳尖勾起，維
  持姿勢穩定。
· 從背面觀看，起始
  姿勢時雙手伸直。
  肩膀稍微上提。

oss
這樣
做

1、懸掛時，將腋下完全打開，避免過分緊繃肩關節肌群，造成活動空間不足。
2、拉起時，眼睛上瞄天花板，後腦勺往後方推出，姿勢較容易維持。

- 身體拉起，頭頂靠近天花板。至下巴超過單槓，並回到起始姿勢（同步驟1）。
- 從背面觀看，拉起時，肩膀往下收、肩胛骨往下壓。

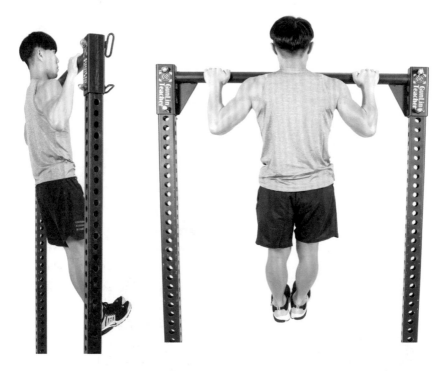

Point

操作時若無法完成，可使用彈力帶水平置於槓架兩側作為輔助。

Point

操作時若無法完成，可使用彈力帶垂直懸掛於單槓作為輔助。

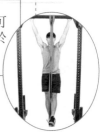

訓練肌群

肩關節伸展
肌群、肩關
節內收肌
群、肩胛骨
下旋轉肌
群、肩關節
穩定肌群、
軀幹穩定肌
群（較少）

02 ─
滑輪下拉
Lat pull down

滑輪下拉能夠當作引體向上的退階動作，在引體向上時體重過重、握力不足，或者是在懸吊姿勢維持下有困難的操作者，能夠選擇滑輪下拉，來彌補無法執行引體向上的訓練空窗，但滑輪下拉的動作形態下，缺乏真正的懸吊動作模式，並且姿勢維持的控制也較少，相對的效益較差。在累積滑輪下拉與核心系列中的懸吊撐體動作訓練經驗後，於允許的狀況下，進階到引體向上，或輔助引體向上，能得到更多訓練效益。

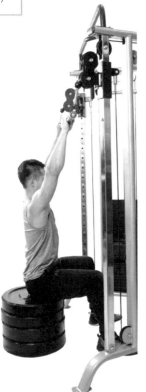
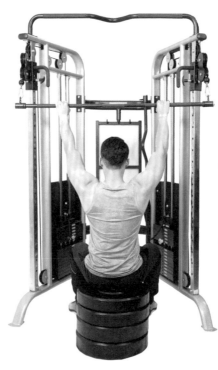

1

· 將椅子高度設定
  與膝關節同高。
  坐於握把下方，
  並拉住握把。
· 從背面觀看，起
  始姿勢時雙手伸
  直、肩膀稍微上
  提。

Boss
這樣
做

1、起始姿勢時，將腋下完全打開，避免過分緊繃肩關節肌群，造成活動空間不足。
2、動作中，眼睛上瞄天花板，後腦勺往後方推出，姿勢較容易維持。

· 維持姿勢穩定，將握把拉下至
  超過下巴。並回到起始姿勢
  （同步驟 1）。
· 從背面觀看，拉起時，肩膀往
  下收、肩胛骨往下壓。

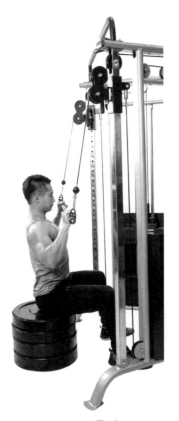

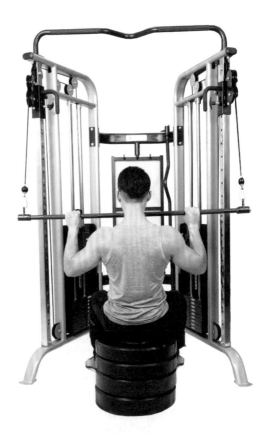

← **Point**

NG

將握把拉下時，維持姿
勢穩定，拉下時若聳肩
或彎曲胸椎，則是不允
許的錯誤。

訓練肌群

肩關節伸展
肌群、肩關
節水平外展
肌群、肩胛
骨後收肌
群、軀幹穩
定肌群（較
少）

03 —
坐姿划船

Seated row

在坐姿下進行水平划船動作，此情況下，下肢的限制大大的減少，
能夠將操作時的注意力放到軀幹與上肢，做為水平拉系列起始選
擇，對於初學者來說非常友善，但要注意下肢若是在坐姿狀態下
也過分的不穩定，同樣會造成姿勢的影響。

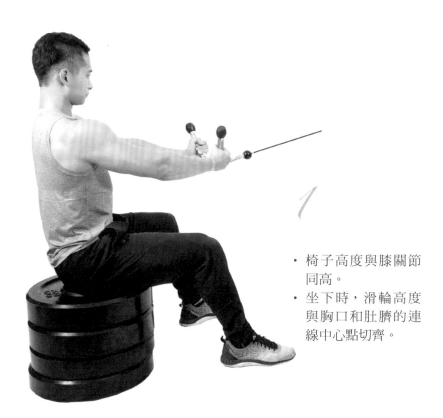

· 椅子高度與膝關節
 同高。
· 坐下時，滑輪高度
 與胸口和肚臍的連
 線中心點切齊。

OSS
這
樣
做

1、坐姿時，雙腳往外踩穩地板。
2、拉動時，些微挺胸但不將肚子推出，姿勢較容易維持。

2

維持姿勢穩定,並將握把拉往身體。
並回到起始姿勢(同步驟1)。

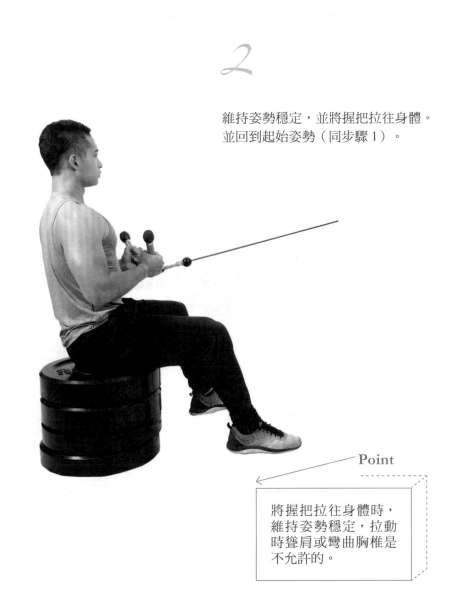

Point

將握把拉往身體時,
維持姿勢穩定,拉動
時聳肩或彎曲胸椎是
不允許的。

訓練肌群

肩關節伸展
肌群、肩關
節水平外展
肌群、肩胛
骨後收肌
群、肩關節
穩定肌群、
軀幹穩定肌
群

04 —
俯臥划船

Prone row

將身體俯臥於訓練躺椅上進行水平划船動作，在動作操作中，訓練躺椅能夠當作一個提示用的額外器材，身體與訓練躺椅的接觸面積和壓迫的力道，都能夠為姿勢維持提供一個良好的提示，並讓姿勢維持能夠較簡易執行。

在訓練初期，大部分操作者對於身體的姿勢改變，並不是特別敏感，這時使用俯臥划船，能夠練習對姿勢維持的知覺。

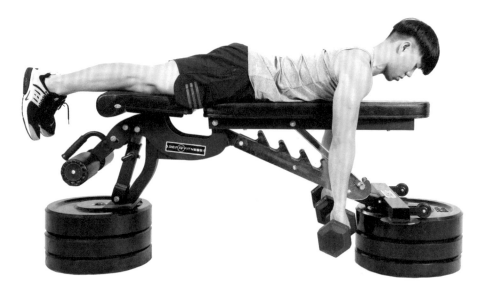

1 將訓練躺椅墊高，至雙手及負重物無法觸及地板。並俯臥於躺椅上。

這樣做

動作過程中，將腹部與大腿前側貼緊躺椅，姿勢較容易維持。

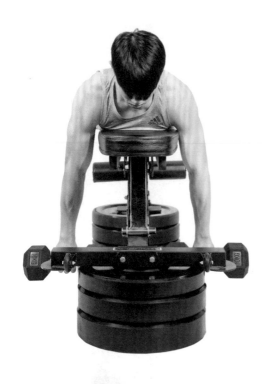

從正面觀看起始姿勢時，鎖骨
離開躺椅、肩膀自然下放。

些微挺胸、收緊臀部、腹部推擠躺椅。
將負重物拉起至與躺椅齊高。
隨後，回到起始姿勢（同步驟 1）。

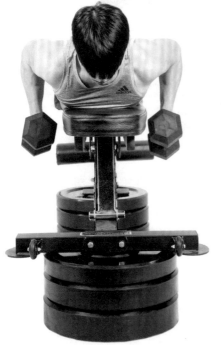

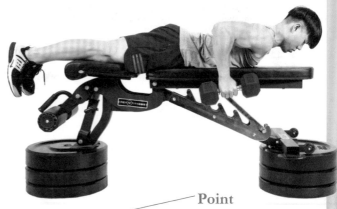

Point

將負重物拉往身體時，
維持姿勢穩定，拉動時
聳肩或鎖骨貼住躺椅，
代表姿勢崩解。

訓練肌群

肩關節伸展
肌群、肩關
節水平外展
肌群、肩胛
骨後收肌
群、肩關節
穩定肌群、
軀幹穩定肌
群

05 ——
單手划船

One arm row

執行單手划船時，將身體的一側跪趴於訓練躺椅上，一方面協助
身體在維持姿勢的輔助支撐，一方面進行動作時，能夠較為專注
在單手操作上的完整性。
單手划船在有支撐的划船動作中，算是較為進階的動作選擇，原
因是支撐輔助下減少的軀幹維持程度較小，並且需要注意身體兩
側在動作中的平衡，避免過度旋轉。

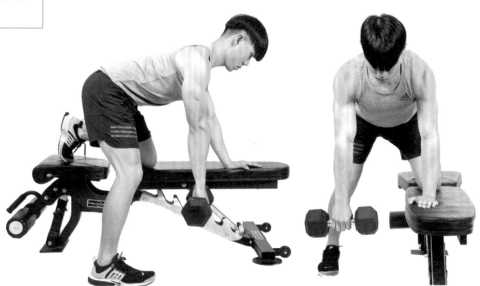

- 將身體單側跪趴於訓練躺椅。臀部
  些微向後坐、支撐手超過肩膀。
- 從正面觀看起始姿勢，雙膝與兩掌
  切齊、肩膀自然下放並維持水平。

這樣做

動作過程中，將支撐之手、腳向下用力並撐起身體，後腦勺向身體後方推出，姿
勢較容易維持。

142

- 維持姿勢穩定，將負重物拉起。
  回到起始姿勢（同步驟 1）。
- 從正面觀看拉起動作時，動作手
  肩膀後收，身體姿勢維持。

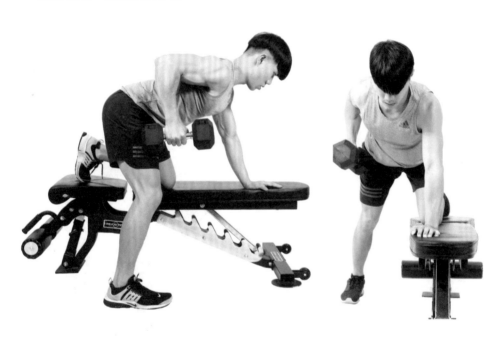

Point

NG

拉起時，維持姿勢穩定，
姿勢維持出現問題時容
易聳肩。

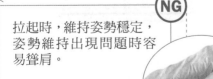

Point

NG

拉起時，過度旋轉，
胸椎會造成姿勢無
法維持。

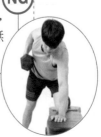

訓練肌群

肩關節伸
展肌群、肩
關節水平
外展肌群、
肩胛骨後
收肌群、肩
關節穩定
肌群、軀幹
穩定肌群、
下肢穩定
肌群

T-Bar row

06 —
T 型握把划船

T 型握把划船，使用地雷管令槓鈴能夠在三維的方向移動，並且將握把裝置於槓鈴前端，與槓鈴呈現 T 字型，在身體無支撐輔助的情況下，提供了負荷重量的額外支撐，使得動作時軀幹維持的難度降低，在地雷管與握把的配合下，使雙手移動荷重量時的軌跡能夠固定，降低肩胛骨穩定滑動的控制難度。

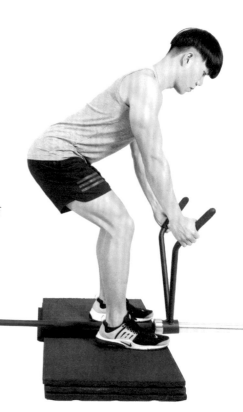

1

· 起始姿勢時，身體呈屈體姿勢。
· 將 T 型握把置於肩膀或胸部下方
  （視身高況狀而定）。

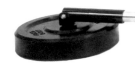

OSS
這樣做

1、起始姿勢時，後腦勺往身體後方推出，姿勢較容易維持。
2、想像將握把折斷，可使肩胛骨、肩關節更加穩定。

2

將握把拉往身體至拳頭靠近胸口。
回到起始姿勢（同步驟 1）。

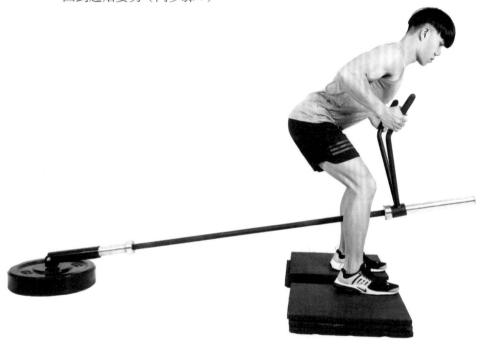

Point

拉起負重物時，身體
勿往上抬高，導致負
重彈起或下沉身體靠
近負重物。

07 —
屈體划船
Bent over row

與 T 型握把划船的動作幾乎完全相同，但在姿勢維持下，完全無
支撐，並且槓鈴以雙手提起，要以操作動作者自行控制動作時，
移動負荷重量時的軌跡，在動作執行與姿勢維持上，提升了大量
的難度，在負荷重量過重或不當操作下，容易出現不必要動作，
使操作結束後產生不必要的疼痛。

訓練肌群

肩關節伸展
肌群、肩關
節水平外展
肌群、肩胛
骨後收肌
群、肩關節
穩定肌群、
軀幹穩定肌
群、下肢穩
定肌群

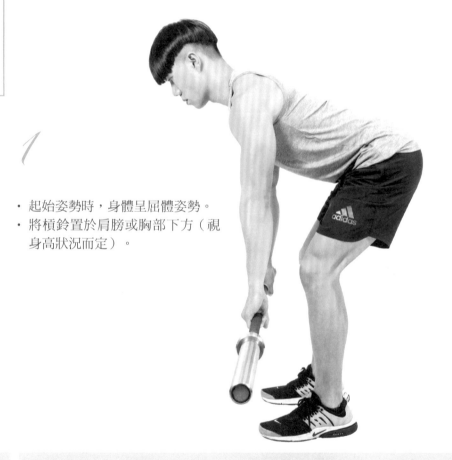

・ 起始姿勢時，身體呈屈體姿勢。
・ 將槓鈴置於肩膀或胸部下方（視
　身高狀況而定）。

**boss
這樣做**

1、起始姿勢時，後腦勺往身體後方推出，姿勢較容易維持。
2、想像將握把折斷，可使肩胛骨、肩關節更加穩定。

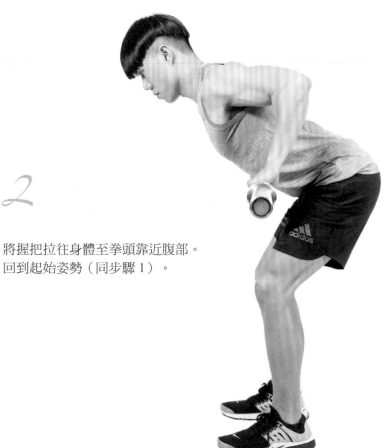

2

將握把拉往身體至拳頭靠近腹部。
回到起始姿勢（同步驟 1）。

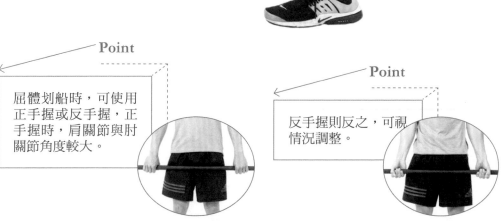

Point

屈體划船時，可使用
正手握或反手握，正
手握時，肩關節與肘
關節角度較大。

Point

反手握則反之，可視
情況調整。

訓練肌群

肩關節伸展
肌群、肩關
節水平外展
肌群、肩胛
骨後收肌
群、肩關節
穩定肌群、
軀幹穩定肌
群、下肢穩
定肌群

Reverse row

08 —
反式划船

反式划船與引體向上較為類似，都是以自身體重或是外掛額外重量，做為負荷進行訓練操作，較為不同的是，反式划船時身體與地面呈現水平，在姿勢維持上不依靠地板，或者是訓練躺椅做為單點支撐的話，動作幾乎無法執行，當然專業的體操選手除外。在動作難度上，反式划船分為雙腳於地板屈膝支撐或直膝抬高支撐，差異在於對姿勢維持的難易度有所差別。

◆屈膝雙腳置於地板

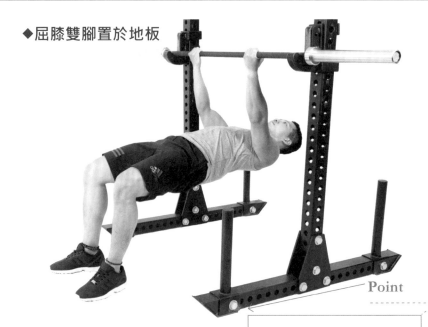

Point

1 雙手打直，軀幹與地板呈水平。膝關節彎曲呈 90 度踩穩地板（角度可視身高調整）。

反式划船同樣可使用正手握或反手握。正手握時，肩關節與肘關節角度較大，反手握則反之，可視情況調整。

OSS
這
樣
做

動作時，臀部持續維持緊繃，頭頂向上方推出，使脊椎延伸。

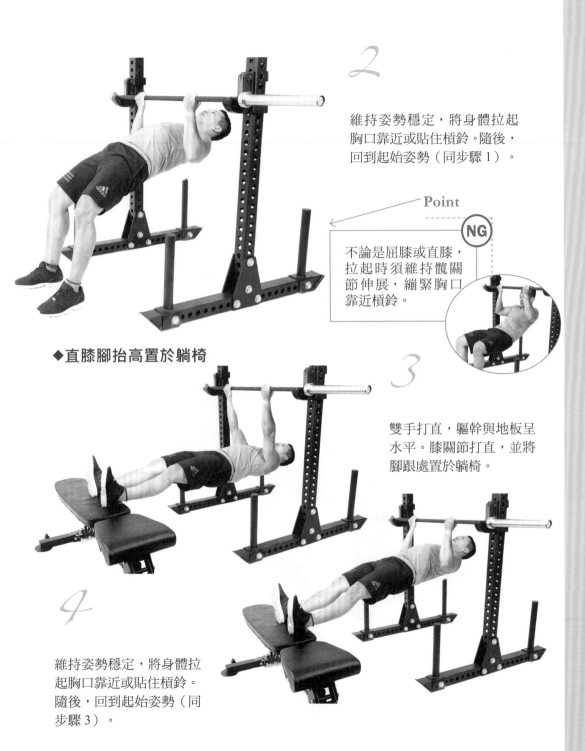

2

維持姿勢穩定，將身體拉起胸口靠近或貼住槓鈴。隨後，回到起始姿勢（同步驟1）。

Point

NG

不論是屈膝或直膝，拉起時須維持髖關節伸展，繃緊胸口靠近槓鈴。

◆直膝腳抬高置於躺椅

3

雙手打直，軀幹與地板呈水平。膝關節打直，並將腳跟處置於躺椅。

4

維持姿勢穩定，將身體拉起胸口靠近或貼住槓鈴。隨後，回到起始姿勢（同步驟3）。

訓練肌群

肩關節伸展
肌群、肩關
節水平外展
肌群、肩關
節內收肌
群、肩胛骨
下旋轉肌
群、肩胛骨
後收肌群、
肩關節穩定
肌群、軀幹
穩定肌群、
下肢穩定肌
群

X-Pull down

09 —
X 型下拉

將多功能訓練機雙邊握把或兩條彈力帶做 X 型交叉，進行斜方向
的下拉動作，將器材擺放為 X 型的原因是在進行斜方向拉時肩胛
骨由外往後並往下收縮，此時手肘由對側往外再往後移動，能夠
帶動肩關節連動肩胛骨執行前述動作，在操作上 X 型的負荷擺放
能夠當作提示使動作更直覺操作。

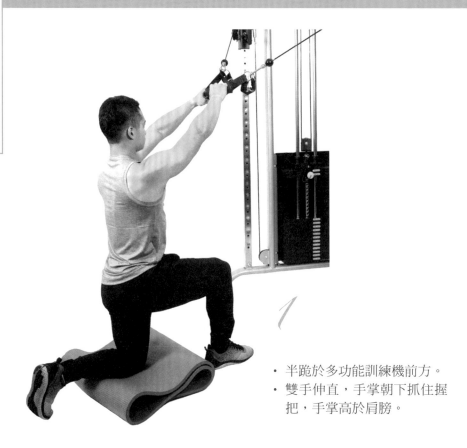

1

· 半跪於多功能訓練機前方。
· 雙手伸直，手掌朝下抓住握
  把，手掌高於肩膀。

**這
樣
做**

1、起始姿勢時，些微挺胸不將腹部推出、後腦勺往後推出，姿勢較容易維持。
2、拉動握把時，手肘由外往後再向身體靠緊，肩胛骨動作較為順暢。

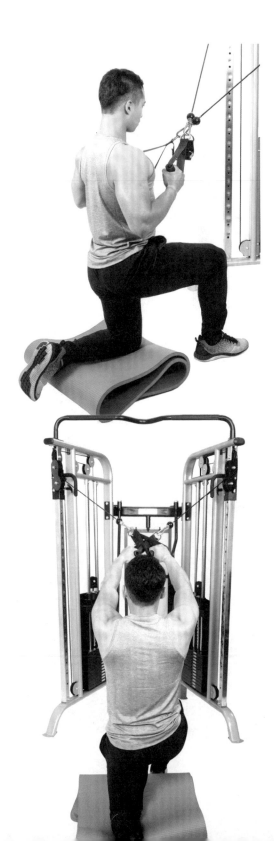

 2

維持姿勢穩定，並將握把拉往身體。同時旋轉手掌朝上。
隨後，回到起始姿勢（同步驟 1）。

3

從背面觀看起始姿勢時，交叉滑輪
纜線而非手臂。肩膀稍微上提，肩
胛骨自然推出。

Point

NG

拉下纜線時，身體
維持姿勢穩定，聳
肩或是彎曲胸椎是
不允許的。

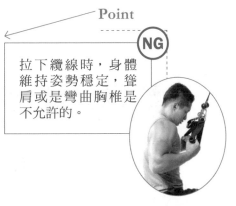

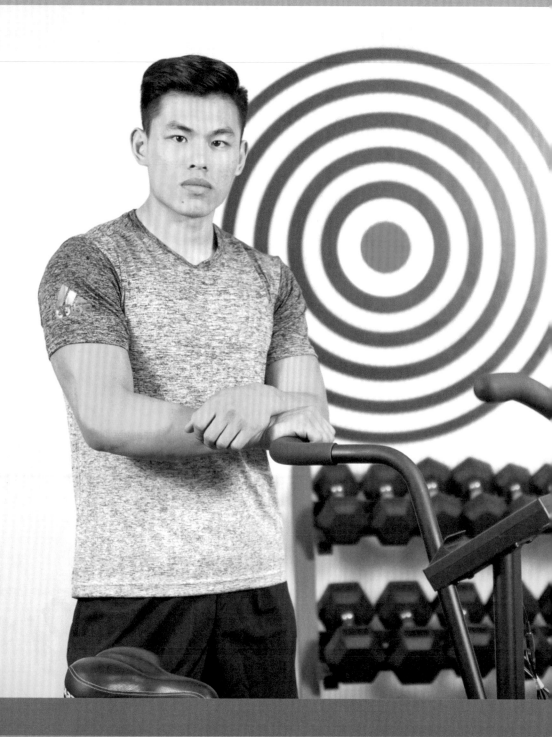

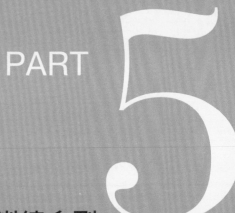

PART 5

核心訓練系列
抵抗姿勢破壞，加強力量傳遞，
穩定身體控制力

　　核心訓練動作，最主要功能為穩定軀幹
姿勢，並且抵抗任意情況下持續維持的能
力，抵抗能力包含抵抗伸展、抵抗屈曲、
抵抗側邊屈曲與抵抗旋轉，其中抵抗旋轉
又分為抵抗被動旋轉或主動旋轉穩定。

　　本書中動作都包含一定的核心訓練效
果，但想特別加強抵抗能力時，確實的核
心系列訓練能夠得到更確實的訓練效果，
同時核心肌群的能力，在人體展現出任何
動作都必須參與其中，良好的姿勢、能夠
控制精準的動作，讓整體的訓練效果更加
卓越，這才是核心訓練能夠被稱為核心的
原因。

躺／趴系列

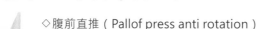

◇ 死蟲（Deadbug）
◇ 鳥狗（Birddog）
◇ 熊爬（Bear crawl）
◇ 俄羅斯旋轉（Russian twist）

躺／趴核心系列動作中，對於大部分來說，都能在簡單的訓練後得到輕鬆的控制，原因是在地板上進行動作時，支撐較多，甚至是完全的支撐，使得姿勢維持時的難度降低，作為訓練前的暖身訓練，還能夠預先啟動軀幹穩定肌群，使後續訓練能夠更簡單的控制。實務上也會出現在支撐大量的情況下，軀幹肌群的刺激強度不足，使得無法控制簡單的地板核心動作。這時先以下肢推、拉等多方向動作，徵召大量肌群協同後，再施行地板核心動作。地板上核心訓練因無法主動的移動身體，大部分的訓練是練習身體穩定並且與肩關節、髖關節的協同動作。

跪／站系列

◇ 腹前直推（Pallof press anti rotation）
◇ 胸前上推（Pallof press anti lateral flexion）
◇ 斜下推拉（chop）
◇ 斜上推拉（lift）

跪／站系列核心動作，在跪姿與站姿下，比起在地板上進行核心動作，軀幹的控制較為困難。在跪／站核心控制上，通常較容易訓練抵抗側邊屈曲、抵抗旋轉與主動旋轉，原因在於跪姿與站姿能夠維持軀幹直立作訓練。

懸吊系列

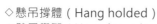

◇ 懸吊撐體（Hang holded）
◇ 懸吊舉腿（Hang leg raise）
◇ TRX 反向捲曲（TRX reverse crunch）
◇ TRX 登山式（TRX mountain climber）

懸吊系列的核心訓練，與地板核心系列動作訓練效果上相似，都是訓練軀幹穩定，同時協同肩關節或髖關節連動。
因為在動作姿勢上，需要某一肢段與軀幹協同穩定，在移動另一關節，例如下述的懸吊舉腿動作，就是手臂懸吊於單槓上令肩關節與軀幹協同穩定，並驅動髖關節伸展與屈曲動作練習姿勢穩定的控制。

Plank
棒式系列

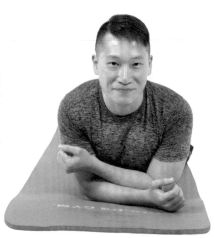

◇棒式（Plank）
◇棒式交替碰肩（Plank tap）
◇棒式交替伸手（Plank reach）
◇棒式側向爬（Plank lateral crawl）

棒式核心系列動作中，大部分訓練的軀幹抵抗伸展控制，也能因為姿勢的變化轉為抵抗旋轉的訓練。雖同樣是將身體趴於地板進行訓練，但因軀幹主要部分懸空，且身體完全伸直的狀況，令操作動作顯得更為困難，並且需要協同作用的肩、髖關節，同時也能夠訓練到附近肌群的穩定能力。

Side plank
側棒式系列

◇側棒式（Side plank）
◇側棒式划船（Side plank row）
◇側棒式下拉（Side plank pull down）
◇動態腳抬高側棒式（Dynamic feet elevated side plank）

側棒式系列核心訓練，同樣於地板上訓練軀幹的控制能力，訓練目的較注重抵抗側邊屈曲，或是改變型態。在抵抗側邊屈曲的同時，抵抗旋轉，並且訓練單側髖關節與肩關節協同軀幹穩定能力，同時也能共同訓練雙邊髖關節的內外側平衡。

Loaded walk
負重走路

◇酒杯式走路（Goblet walk）
◇雙手垂放式走路（Farmer walk）
◇公事包走路（Suitcase walk）
◇過頭負重走路（Over head walk）

對人體來說，以最自然的移動型態進行核心訓練，負重走路不僅有相當大的負重潛力，同時可訓練人體在負荷額外重量下的移動能力，維持軀幹穩定，並且能夠以不同形態負重。在訓練效益上，負重走路可以鍛鍊到核心訓練相對上最完整的抵抗姿勢破壞情況，原因在於維持姿勢穩定的走路情形下，身體就需要抵抗大部分的姿勢破壞。

訓練肌群

軀幹穩定肌
群、髖關節
屈曲肌群、
肩關節屈曲
肌群

01 ——
死蟲

Deadbug

適合大部分初學者的訓練動作，不受任何器材受限，可建立良好
的軀幹穩定能力，並且能夠在較簡易的情況下，維持穩定能力，
並且訓練對側髖、肩關節與軀幹協同穩定工作的能力。

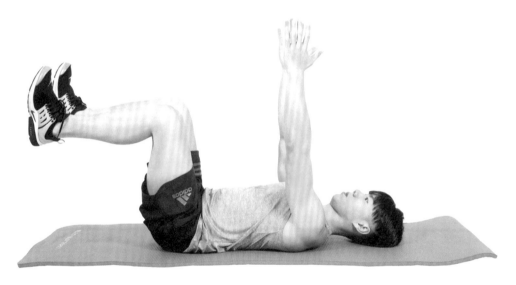

1

身體平躺於地面，雙手置於肩膀
上方，髖、膝關節成 90 度懸空。

這樣做

操作動作時，想像對側手腳緩慢下放，並逐漸延伸成一條與軀幹互相連接的直
線。

2

對側邊手腳同時往地面靠近，
但不觸及地板。

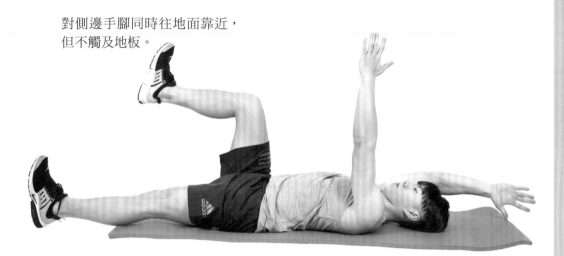

3

單邊動作結束後，交換至另一側進
行動作。動作結束後，回到起始位
置（同步驟 1）。

Point

NG

執行動作時，保持下
背部緊貼地面，勿在
過程中弓起。

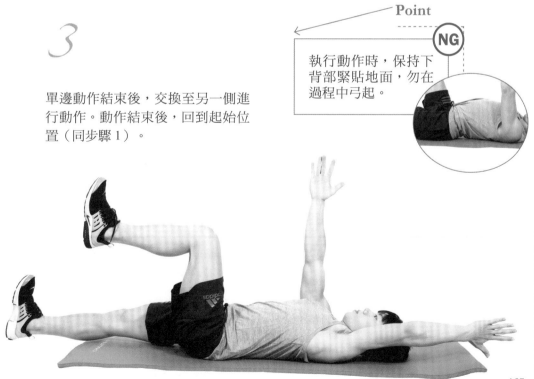

訓練肌群

軀幹穩定肌
群、髖關節
伸展肌群、
肩關節屈曲
肌群

02 —
鳥狗

Birddog

鳥狗動作挑戰身體的平衡控制，在軀幹維持穩定的同時，必須兼
顧髖、肩關節同時動作的節奏，和兩關節間在支撐身體負荷時產
生的不穩定力量，可將其視為死蟲動作的進階選擇。

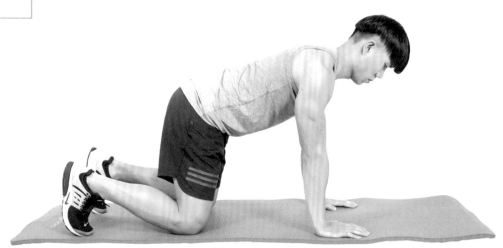

1

呈四足跪姿，軀幹維持中立。
手掌與膝蓋分別至於肩膀與髖
部下方。

Point

動作時，保持軀幹
於支撐手腳的中立
位置。

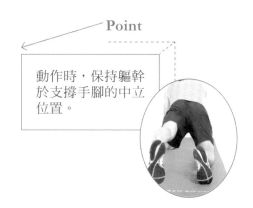

oss
這
樣
做

操作動作時，想像對側手腳緩慢上抬並逐漸延伸成一條與軀幹互相連接的直線，
至於地板支撐之手腳維持穩定向下用力將身體撐起。

將對側手腳往外推出，至髖關節
完全伸展。手臂與肩關節齊高後，
持續維持軀幹穩定。

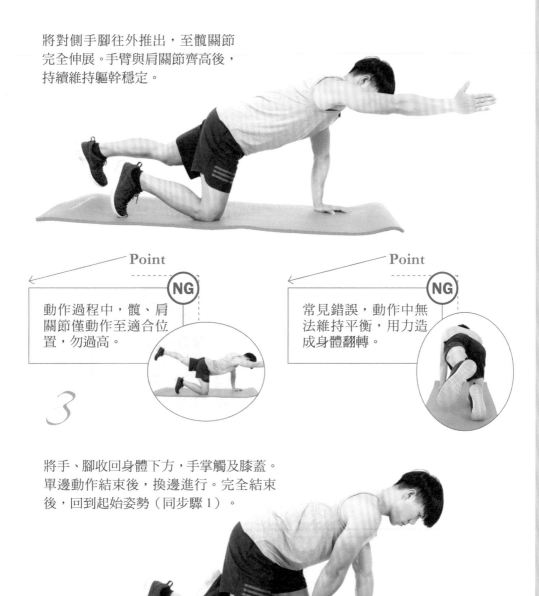

Point

NG

動作過程中，髖、肩
關節僅動作至適合位
置，勿過高。

Point

NG

常見錯誤，動作中無
法維持平衡，用力造
成身體翻轉。

將手、腳收回身體下方，手掌觸及膝蓋。
單邊動作結束後，換邊進行。完全結束
後，回到起始姿勢（同步驟 1）。

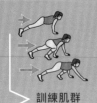

訓練肌群

軀幹穩定肌
群、髖關節
伸展肌群、
下肢穩定肌
群、肩關節
屈曲肌群

03 ——
熊爬

Bear crawl

熊爬不僅能訓練軀幹穩定能力，更在動作過程中，加入移動能力的訓練，並且與鳥狗動作相同，需要在動作過程中維持平衡。對於肩關節、肩胛骨與髖關節穩定肌群的需求，也相對增加，能夠大量訓練軀幹與肢段協同的身體移動能力。

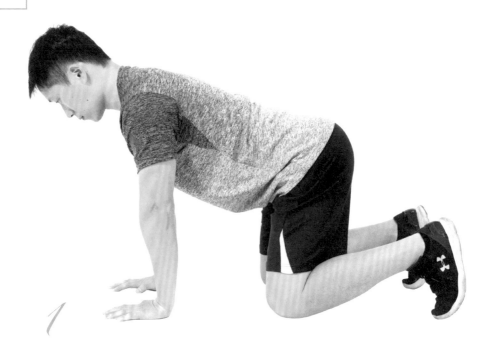

呈四足跪姿於地板。

這樣做

支撐邊之對側手腳，須持續的往後方地面使力推出，眼睛平視地板，維持穩定。

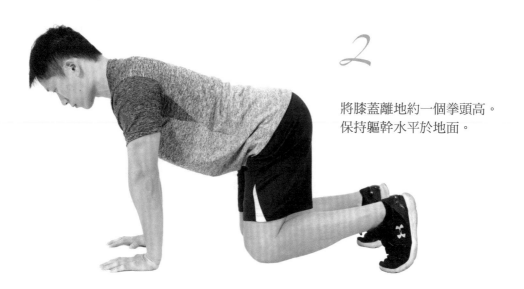

2

將膝蓋離地約一個拳頭高。
保持軀幹水平於地面。

3

一對側邊手腳同時向前方前進。
另一對側邊往後使力,將身體推
出並交替動作。

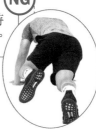

Point

NG

爬行時,軀幹保持
穩定,不過度晃動。

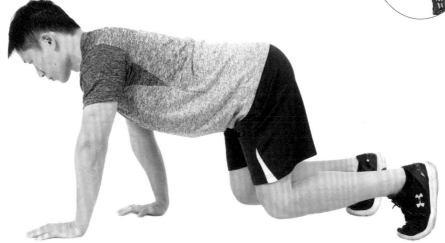

訓練肌群

軀幹穩定肌
群、胸椎水
平旋轉肌
群、髖關節
穩定肌群、
肩關節穩定
肌群

04 —
俄羅斯旋轉
Russian twist

將身體呈半坐臥姿勢，維持軀幹中立、平直的情況下，進行主動旋轉的軀幹穩定控制，胸椎段旋轉的活動能力，能夠彌補腰椎段旋轉時較容易產生姿勢破壞與產生疼痛的缺點。

雖然胸椎並非脊椎段中旋轉活動度的關節，卻因其較多的椎體組合，能夠分散旋轉時帶給脊椎的壓力，並將力量傳遞至手臂，使俄羅斯旋轉動作在核心訓練中有一定的地位。

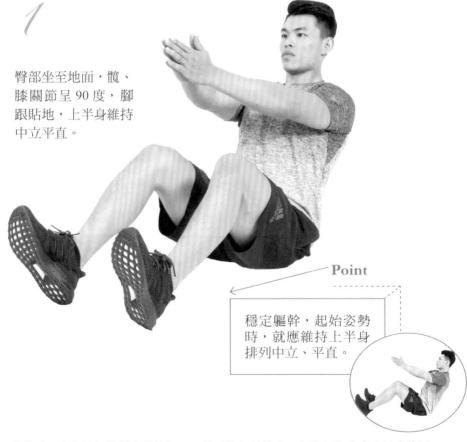

1

臀部坐至地面，髖、膝關節呈 90 度，腳跟貼地，上半身維持中立平直。

Point

穩定軀幹，起始姿勢時，就應維持上半身排列中立、平直。

這樣做

動作時，在維持軀幹穩定的情況下，將手指往前推出，想像以指尖畫出最大的圓弧形，可以胸椎段旋轉更加完整。

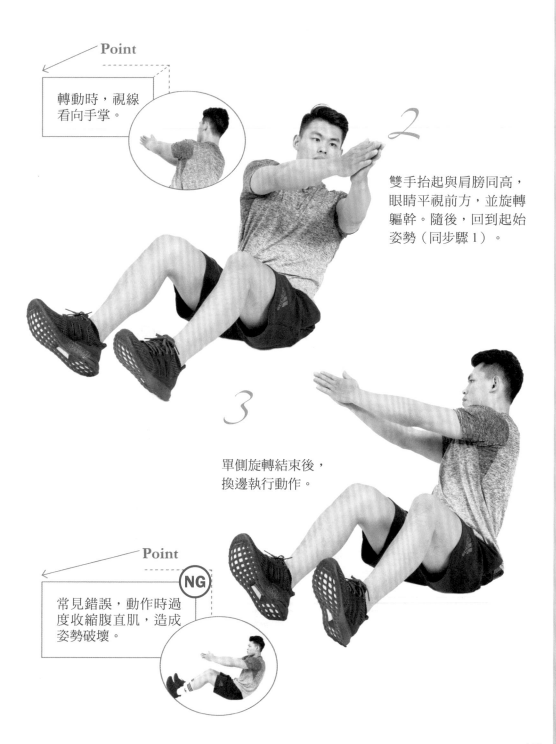

轉動時,視線
看向手掌。

2

雙手抬起與肩膀同高,
眼睛平視前方,並旋轉
軀幹。隨後,回到起始
姿勢(同步驟 1)。

3

單側旋轉結束後,
換邊執行動作。

Point

NG

常見錯誤,動作時過
度收縮腹直肌,造成
姿勢破壞。

163

訓練肌群

軀幹穩定肌群、下肢穩定肌群、肩關節穩定肌群

Pallof press anti rotation

05 —
腹前直推

藉由對抗彈力帶在側邊拉扯的負荷，在半跪姿或其他姿勢下，同時抵抗旋轉與側邊屈曲，達到身體在平衡狀況之下，能夠持續維持軀幹穩定與進行動作的能力，可以將其當作需要維持穩定旋轉軀幹的暖身動作，或是核心的主訓練。

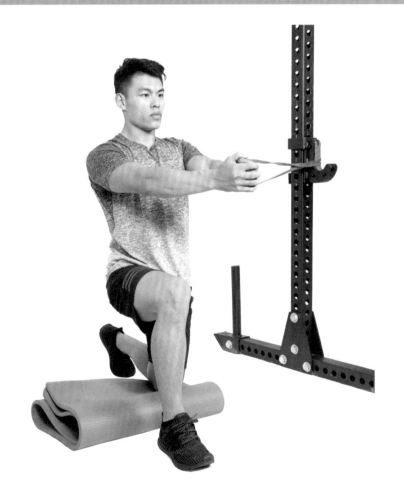

OSS
這樣做

將身體往頭頂上方延伸，並將置於地板的與彈力帶之對側腳掌、同側膝蓋與腳尖，用力往地板使力撐起身體，能夠使軀幹更為穩定。

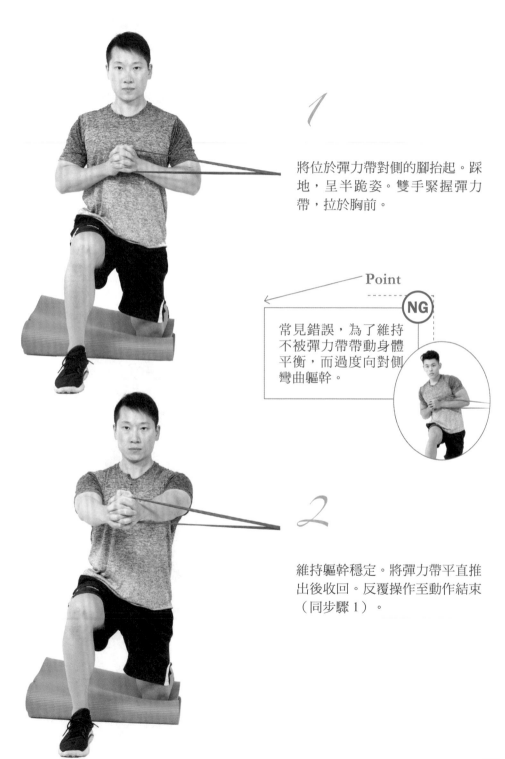

1

將位於彈力帶對側的腳抬起。踩地，呈半跪姿。雙手緊握彈力帶，拉於胸前。

Point

NG

常見錯誤，為了維持不被彈力帶帶動身體平衡，而過度向對側彎曲軀幹。

2

維持軀幹穩定。將彈力帶平直推出後收回。反覆操作至動作結束（同步驟1）。

軀幹穩定肌
群、下肢穩
定肌群、肩
關節穩定肌
群

Pallof press anti lateral flexion

06 —
腹前上推

藉由對抗彈力帶在側邊拉扯的負荷，在半跪姿或其他姿勢下，同時抵抗旋轉與側邊屈曲，達到身體在平衡狀況之下，持續維持軀幹穩定與進行動作的能力，能夠將其當作需要維持手臂執行向上推舉時，維持穩定的暖身動作，或是核心的主訓練。

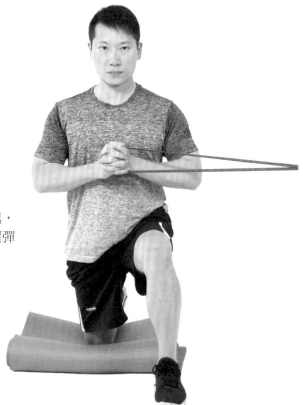

1

將位於彈力帶同側的腳抬起，踩地，呈半跪姿。雙手緊握彈力帶，拉於胸前。

OSS
這
樣
做

將身體往頭頂上方延伸，並將與彈力帶同側的腳掌、對側膝蓋與腳尖，用力往地板使力撐起身體，能夠讓軀幹更為穩定。

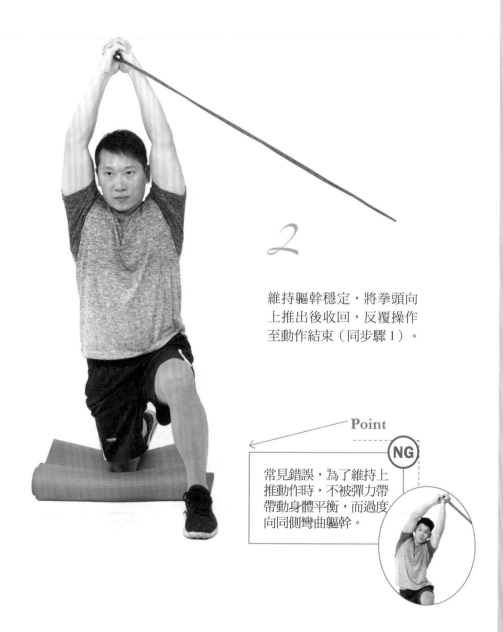

2

維持軀幹穩定，將拳頭向
上推出後收回，反覆操作
至動作結束（同步驟1）。

Point

NG

常見錯誤，為了維持上
推動作時，不被彈力帶
帶動身體平衡，而過度
向同側彎曲軀幹。

訓練肌群

軀幹穩定肌
群、下肢穩
定肌群、胸
椎水平旋轉
肌群、肩關
節穩定肌群

07 —
斜下推拉

Chop

藉由對抗彈力帶在斜上方拉扯的負荷，在半跪姿或其他姿勢下，
同時抵抗旋轉與側邊屈曲，並主動旋轉，達到身體在平衡狀況下，
能夠持續維持軀幹穩定與進行動作的能力，可訓練軀幹穩定狀況
下，胸椎段的旋轉，並將力量傳遞至手臂之能力。

1

將位於彈力帶同側的腳
抬起。踩地，呈半跪
姿。雙手緊握彈力帶，
向斜上方延伸。

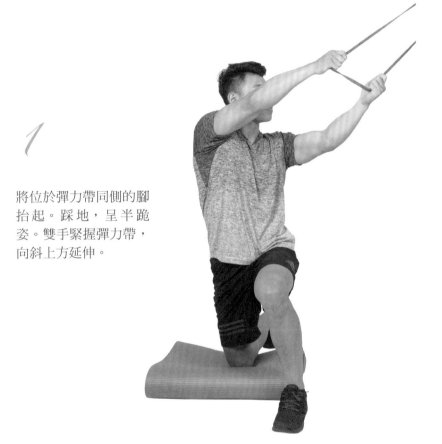

OSS
這
樣
做

1、起始姿勢時，將身體往頭頂上方延伸，並將置於地板的與彈力帶之同側腳掌、
　對側膝蓋與腳尖，用力往地板使力撐起身體。
2、移動過程中，眼睛與拳頭同時移動，能夠使軀幹與主動旋轉動作更為穩定。

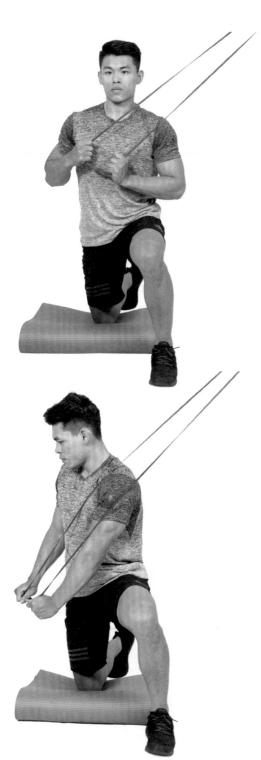

2

維持軀幹穩定，將
彈力帶拉至胸前。

3

將手臂往對側之斜下方推出。
依序，返回起始姿勢（同步驟1）。

Point

動作中，維持軀幹平直
並穩定旋轉，勿過度向
後或向前屈伸軀幹。

訓練肌群

軀幹穩定肌
群、下肢穩
定肌群、胸
椎水平旋轉
肌群、肩關
節穩定肌群

Lift

08 ―
斜上推拉

藉由對抗彈力帶在斜下方拉扯的負荷，在半跪姿或其他姿勢下，同時抵抗旋轉與側邊屈曲，並主動旋轉，達到身體在平衡狀況下，能夠持續維持軀幹穩定與進行動作的能力，可訓練軀幹穩定狀況下，胸椎段旋轉並將力量傳遞至手臂之能力。

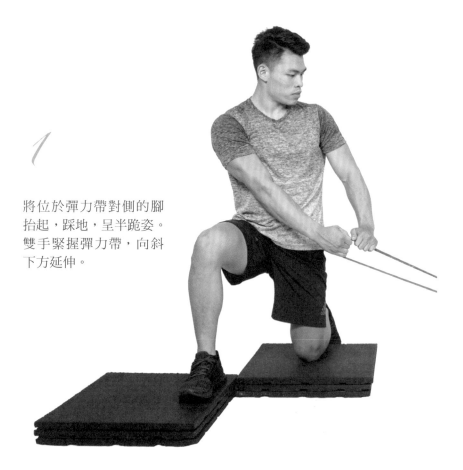

1

將位於彈力帶對側的腳
抬起，踩地，呈半跪姿。
雙手緊握彈力帶，向斜
下方延伸。

這樣做

1、起始姿勢時，將身體往頭頂上方延伸，並將置於地板的與彈力帶之對側腳掌、
　　同側膝蓋與腳尖用力，往地板使力撐起身體。

2、移動過程中，眼睛與拳頭同時移動，能夠使軀幹與主動旋轉動作更為穩定。

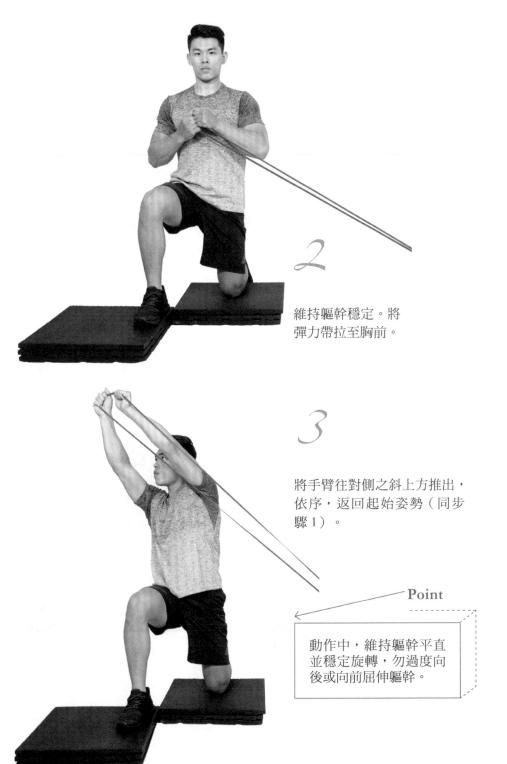

2

維持軀幹穩定。將
彈力帶拉至胸前。

3

將手臂往對側之斜上方推出,
依序,返回起始姿勢(同步
驟1)。

Point

動作中,維持軀幹平直
並穩定旋轉,勿過度向
後或向前屈伸軀幹。

懸吊
系列

訓練肌群

軀幹穩定肌
群、下肢穩
定肌群、肩
關節穩定肌
群、肩胛骨
穩定肌群

09 —
懸吊撐體

Hang holded

以雙手拉住單槓進行單純的懸吊動作,類似於上肢垂直拉動作中的引體向上起始姿勢,把軀幹穩定於架下,維持平衡,藉由動作的維持,訓練身體抵抗伸展與在懸吊姿勢下的姿勢穩定。

雙手垂直上舉至頭頂。
雙手緊握住上方單槓。

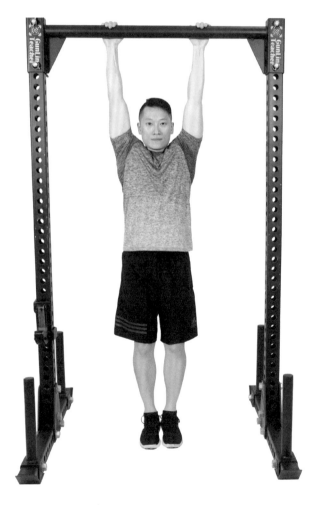

這樣做

懸吊動作時,雙手伸直,並且肩膀向後下出力、收緊,腳尖勾起可使下之動作更為穩定。

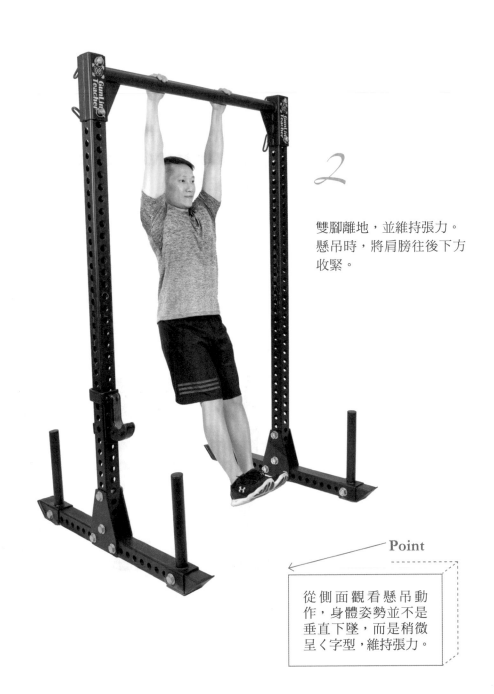

2

雙腳離地,並維持張力。
懸吊時,將肩膀往後下方
收緊。

Point

從側面觀看懸吊動
作,身體姿勢並不是
垂直下墜,而是稍微
呈ㄑ字型,維持張力。

軀幹穩定肌
群、下肢穩
定肌群、肩
關節穩定肌
群、肩胛骨
穩定肌群、
髖關節屈曲
肌群

10 —
懸吊舉腿

Hang leg raise

懸吊撐體的進階動作，懸吊支撐後將腿部屈膝往上抬起，在動作
中軀幹抵抗伸展的同時，加入髖關節屈伸動作，練習軀幹與髖關
節的協同動作，上肢需維持穩定出力。

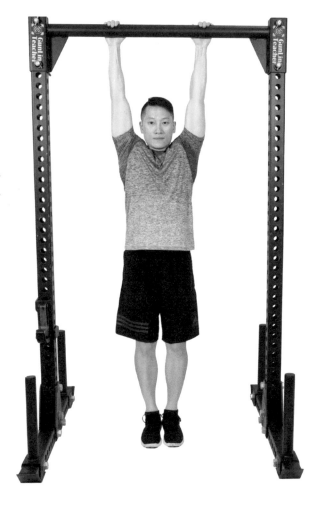

雙手垂直上舉至頭頂。
雙手緊握住上方單槓。

這
樣
做

懸吊動作時，雙手伸直並且肩膀向後下出力收緊，腳尖勾起可使下之動作更為穩
定。

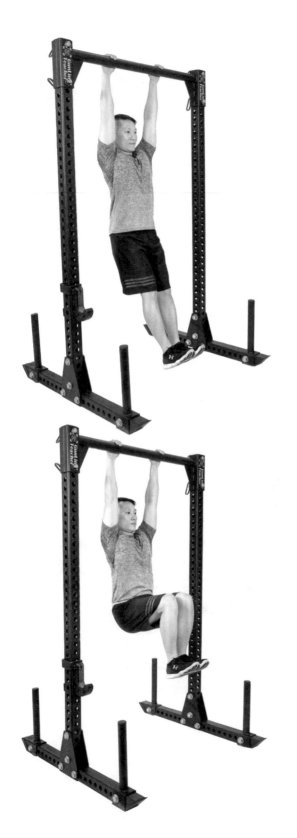

2

雙腳離地，並維持張力。
懸吊時，將肩膀往後下方
收緊。

Point

> 動作中，軀幹維持懸
> 吊撐體姿勢，彎曲腿
> 部上抬時為彎曲髖關
> 節，勿將腹部捲起。

3

軀幹維持中立平直。膝蓋呈
90 度，向上方抬起。回到起
始姿勢（同步驟 2）。

訓練肌群

軀幹穩定肌
群、下肢穩
定肌群、肩
關節穩定肌
群、肩胛骨
穩定肌群、
髖關節屈曲
肌群

TRX reverse crunch

11 —
TRX 反向捲曲

利用懸吊系統類型的器材操作，在棒式姿勢下，軀幹抵抗伸展能
力與髖關節屈伸動作的協同作用，利用懸吊器材將腿部抬高，允
許在懸空狀態下進行動作，訓練效果與懸吊舉腿相似，不同的是
懸吊舉腿的抵抗伸展元素，來自於下肢重量，而反向捲曲來自上
肢與體重的支撐。

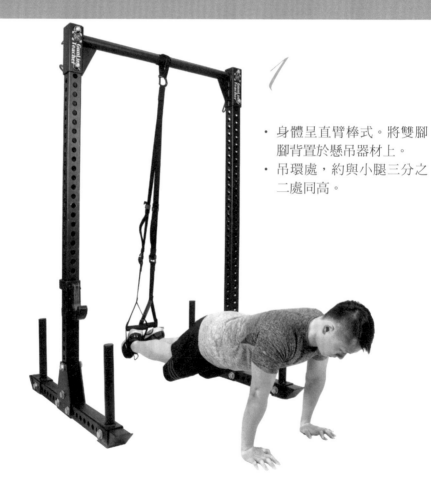

1

· 身體呈直臂棒式。將雙腳
  腳背置於懸吊器材上。
· 吊環處，約與小腿三分之
  二處同高。

OSS
這樣做

直臂棒式下，後腦杓往後方推出，雙手向地板使力，將身體撐起，彎曲髖關節時，
勿破壞棒式姿勢。

2

軀幹維持穩定。彎曲髖關節，將膝蓋往腹部靠近。回到起始姿勢（同步驟 1）。

Point

NG

彎曲髖關節時，勿將臀部抬起，或是將腰椎段捲曲。

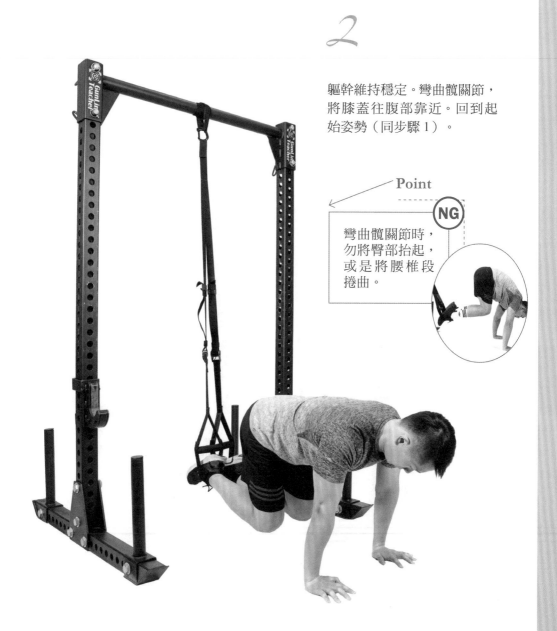

TRX mountain climber

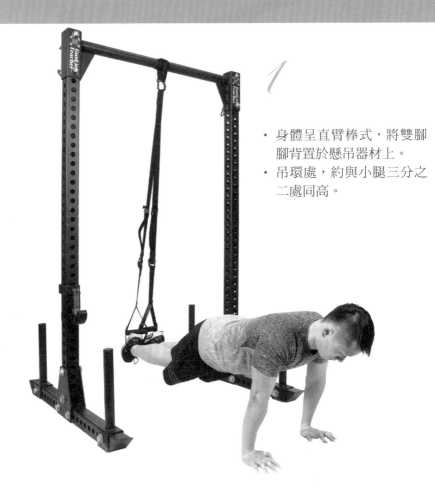

12 —
TRX 登山式

利用懸吊系統類型的器材操作，在棒式姿勢下，軀幹抵抗伸展能力與兩側髖關節分別屈伸動作的協同作用，利用懸吊器材將腿部抬高，允許在懸空狀態下，進行動作，訓練效果與反向捲曲相似，不同的是反向捲曲時為雙腳同時動作。

軀幹穩定肌群、下肢穩定肌群、肩關節穩定肌群、肩胛骨穩定肌群、髖關節屈曲肌群

- 身體呈直臂棒式，將雙腳腳背置於懸吊器材上。
- 吊環處，約與小腿三分之二處同高。

OSS

這樣做

直臂棒式下，後腦杓往後方推出，雙手向地板使力，將身體撐起，彎曲髖關節時，勿破壞棒式姿勢。

2

- 軀幹維持穩定，彎曲單側髖
  關節，膝蓋往腹部靠近後雙
  腳交替。
- 動作結束後，回到起始姿勢
  （同步驟 1 ）。

Point

NG

在彎曲髖關節
時，勿將臀部
抬起或是將腰
椎段捲曲。

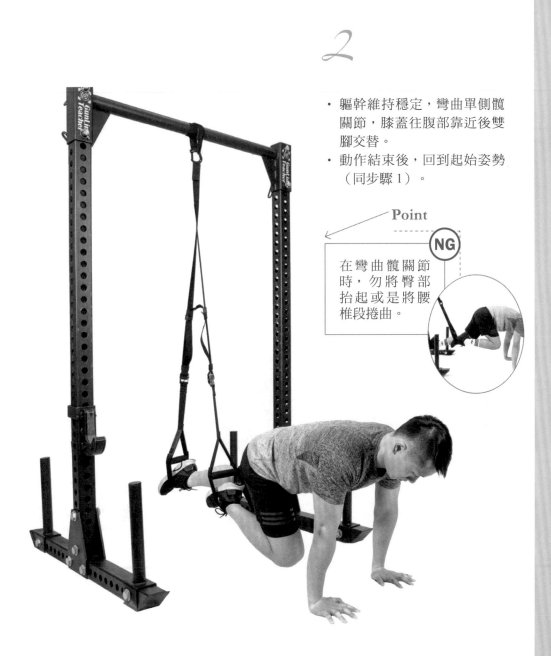

Plank

13 —
棒式

訓練肌群

軀幹穩定肌
群、下肢穩
定肌群

棒式動作為將身體維持直立姿勢,並接著轉移至與地板呈水平。
訓練軀幹抵抗伸展能力,與姿勢健康上有卓越的效果,在執行棒
式動作時,必須將全身各關節維持在穩定的位置,並維持張力,
對於初學者來說,能夠操作棒式,在大部分站立姿勢下的動作,
皆能夠較好的維持軀幹穩定。

1

跪趴於地面,手肘彎曲撐地。
手肘置於肩膀下方。雙膝跪
地,置於髖關節下方。

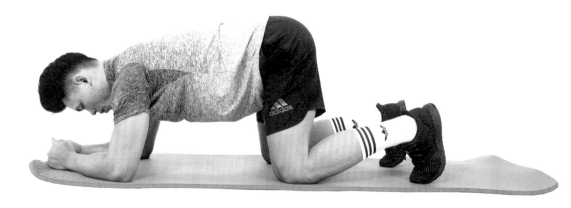

這
樣
做

執行棒式動作時,將身體盡量向前、向後延伸,雙肘與雙腳向地板使力,撐起身
體。

2

雙膝離地約一個拳頭距離。

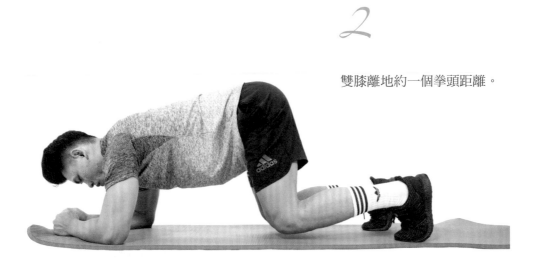

3

雙腳往身體後方擺放。
呈現並維持棒式姿勢。

Point

NG

常見錯誤，支撐動作
時腹部下沉，或頭部
過度抬起，造成姿勢
破壞。

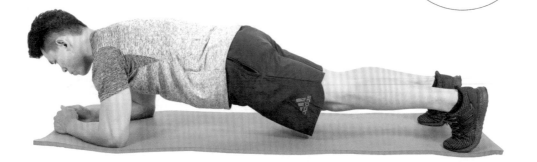

棒式
系列

訓練肌群

軀幹穩定肌
群、下肢穩
定肌群

14 —
棒式交替碰肩

Plank tap

在棒式姿勢下,加入單手離地碰肩動作,單手離地時因支點的減少,身體必須額外抵抗旋轉的力量,令棒式動作加上額外的訓練效果,在軀幹穩定姿勢下進行額外動作的能力。

1

使用手掌撐地,軀幹擺放
為棒式姿勢。

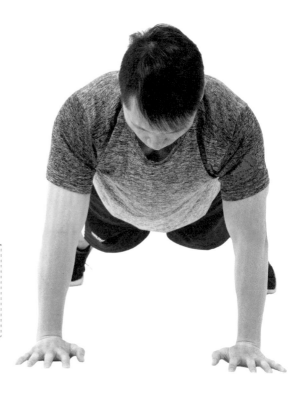

Point

執行動作時,因必須
額外抵抗旋轉力量,
故能夠將雙腳打開,
提供更穩定的支撐。

這樣做

執行棒式動作時,將身體盡量向前、向後延伸,雙掌與雙腳向地板使力,撐起身體,在單手離地時,盡量不將雙腳上的重心過份轉移。

2

單手抬起，觸摸對側肩膀。
回到起始姿勢（同步驟 1），
並換手進行動作。

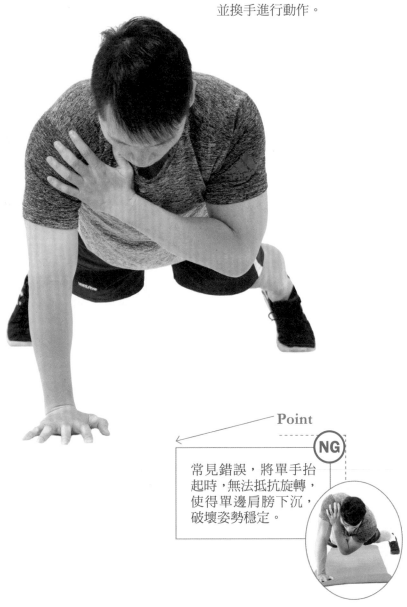

Point

NG

常見錯誤，將單手抬
起時，無法抵抗旋轉，
使得單邊肩膀下沉，
破壞姿勢穩定。

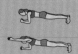

Plank reach

15 ——
棒式交替伸手

在棒式姿勢下加入單手離地抬手動作,單手離地時因支點的減少,
身體必須額外抵抗旋轉的力量,令棒式動作加上額外的訓練效果,
在軀幹穩定姿勢下進行額外動作的能力。

訓練肌群

軀幹穩定肌
群、下肢穩
定肌群、肩
關節屈曲肌
群

1

使用手肘撐地,軀幹擺放
為棒式姿勢。

Point

執行動作時,因必須
額外抵抗旋轉力量,
故能夠將雙腳打開,
提供更穩定的支撐。

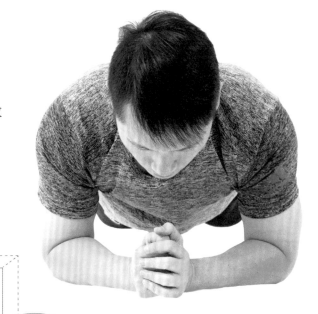

BOSS
這
樣
做

執行棒式動作時,將身體盡量向前、向後延伸,雙肘與雙腳向地板使力,撐起身
體,在單手離地時,盡量不將雙腳上的重心過份轉移。

2

單手抬起，向前延伸，回到
起始姿勢（同步驟1）。換手，
進行動作。

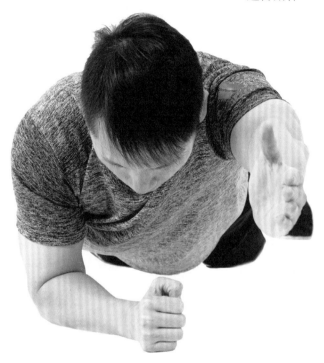

Point - - - - - - - - →

NG

常見錯誤，單手抬起
時過高，使得姿勢破
壞，無法穩定。

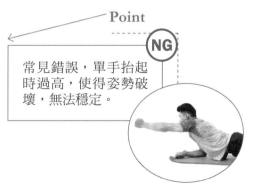

16 —
棒式側向爬

訓練肌群

軀幹穩定肌群、下肢穩定肌群、肩關節水平動作肌群、髖關節內收外展肌群

在棒式動作中加入側向移動的成分，在側向移的過程中，對側手腳必須暫時性的離開地板，在這期間身體必須大量的抵抗旋轉，並且需要主動旋轉，使身體能夠向側邊移動。在能夠較好的執行不移動的棒式系列動作後，進階為移動動作，能使軀幹力量與肢段的推拉協同作用，得到更大的訓練效果。

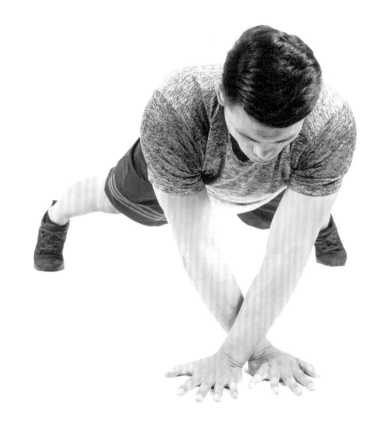

這樣做

執行棒式動作時，將身體盡量向前、向後延伸，雙手與雙腳向地板使力，撐起身體，在對側手腳離地時，維持手腳支撐，持續向地板用力。

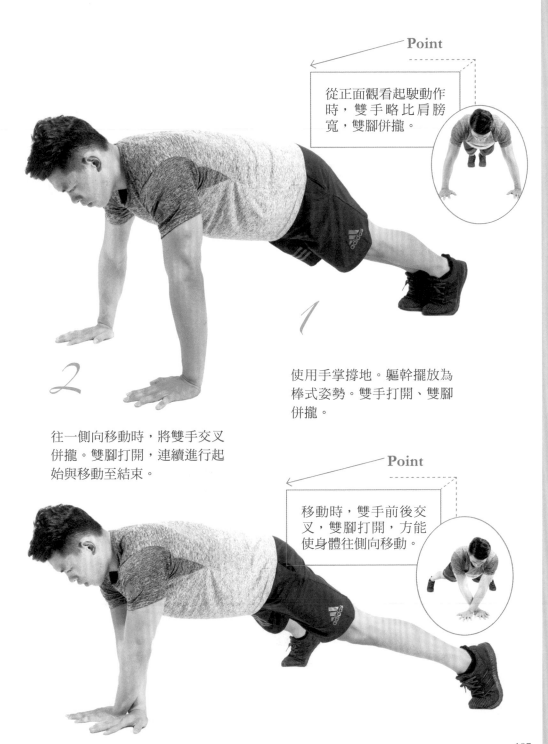

從正面觀看起駛動作時，雙手略比肩膀寬，雙腳併攏。

1

使用手掌撐地。軀幹擺放為棒式姿勢。雙手打開、雙腳併攏。

2

往一側向移動時，將雙手交叉併攏。雙腳打開，連續進行起始與移動至結束。

Point

移動時，雙手前後交叉，雙腳打開，方能使身體往側向移動。

187

Side plank

17 —
側棒式

側棒式，動作中由棒式的四個支點轉換為兩個支點，抵抗伸展的效果，也轉換為抵抗側邊屈曲與抵抗旋轉。側棒式的難度，較棒式來得高了不少，動作中除了軀幹穩定、髖與肩關節協同用力，還要維持動作中的平衡，可以在能夠良好操作棒式系列動作之後，再行進階。

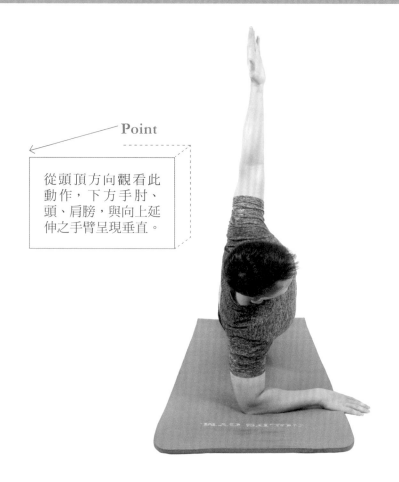

Point

> 從頭頂方向觀看此動作，下方手肘、頭、肩膀，與向上延伸之手臂呈現垂直。

這樣做

執行側棒式動作時，將身體盡量向前、向後延伸，單側手肘、腳板外側向地板使力，撐起身體，並且將手懸空，在姿勢穩定的情況下，持續往上延伸。

188

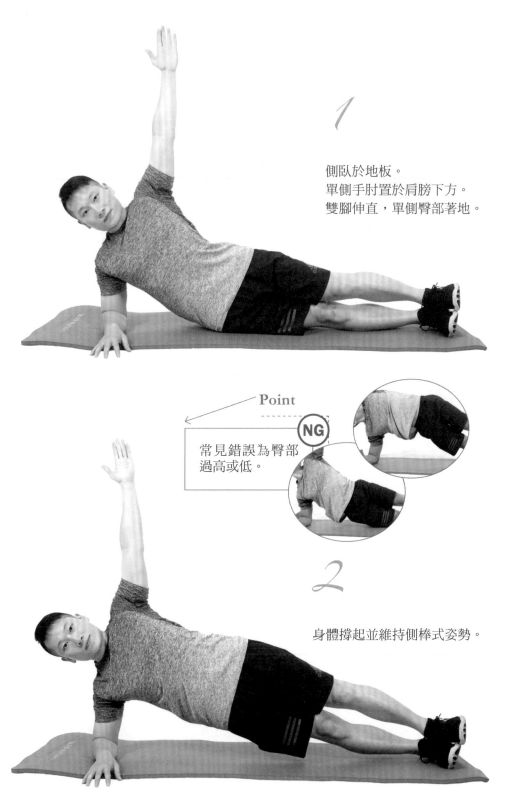

1

側臥於地板。
單側手肘置於肩膀下方。
雙腳伸直,單側臀部著地。

Point

NG

常見錯誤為臀部
過高或低。

2

身體撐起並維持側棒式姿勢。

訓練肌群

軀幹穩定肌
群、下肢穩
定肌群、肩
關節伸展肌
群、肩胛骨
後收肌群

18 —

Side plank row
側棒式划船

在側棒式姿勢下執行水平划船動作，可以使用彈力帶，或是任何有固定點，且可拉動的器材操作，通常在進行側棒式划船時，使用的重量皆不會過重，過重的重量會使身體過度平衡重量與身體重心，而使得軀幹歪斜，選擇適當且可盡力在側棒式情況下，完成水平划船動作的重量即可。

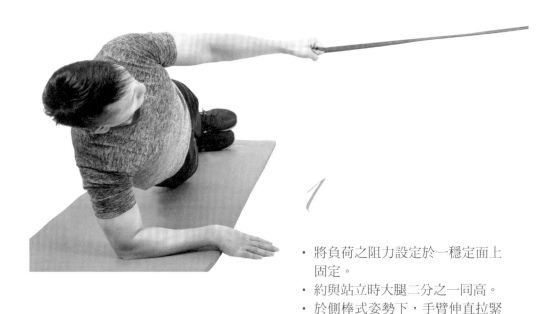

1

- 將負荷之阻力設定於一穩定面上固定。
- 約與站立時大腿二分之一同高。
- 於側棒式姿勢下，手臂伸直拉緊阻力。

這樣做

執行側棒式動作時，將身體盡量向前、向後延伸，單側手肘、腳板外側向地板使力撐起身體，並且在拉動彈力帶時僅將手肘推至稍微超過軀幹。

2

維持並執行側棒式姿勢，作水平划船
動作。回到起始姿勢（同步驟 1），
並反覆操作。

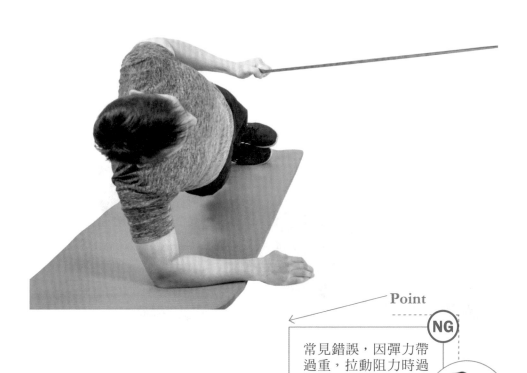

Point

NG

常見錯誤，因彈力帶
過重，拉動阻力時過
度旋轉身體，造成姿
勢無法維持。

訓練肌群

軀幹穩定肌
群、下肢穩
定肌群、肩
關節伸展肌
群、肩胛骨
下旋轉肌群

Side plank pull down

19 ——
側棒式下拉

在側棒式姿勢下執行垂直下拉動作，可以使用彈力帶，或是任何
有固定點，且可拉動的器材操作，通常在進行側棒式下拉時，使
用的重量皆不會過重，過重的重量會使身體過度平衡重量與身體
重心，使得軀幹歪斜，選擇適當且可盡力在側棒式情況下，完成
垂直下拉動作的重量即可。

- 將負荷之阻力設定於一穩定面上
  固定。
- 約與站立時大腿二分之一同高。
- 於側棒式姿勢下，手臂伸直拉緊
  阻力。

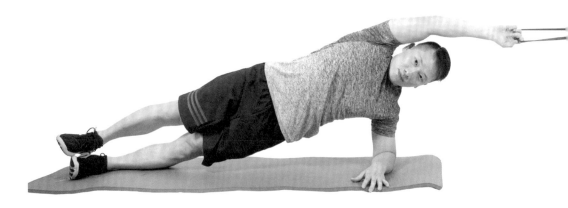

這
樣
做

執行側棒式動作時，將身體盡量向前、向後延伸，單側手肘、腳板外側向地板使
力，撐起身體，並且在拉動彈力帶時持續維持。

2

維持並執行側棒式姿勢，作垂直下拉
動作。回到起始姿勢（同步驟 1），
並反覆操作。

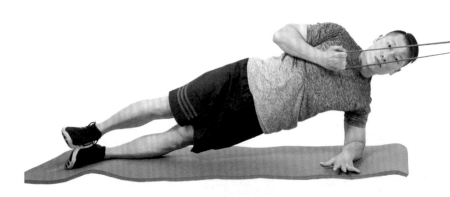

Point

NG

常見錯誤，下拉重量
過重，或是下拉動作
執行不正確，造成姿
勢無法維持。

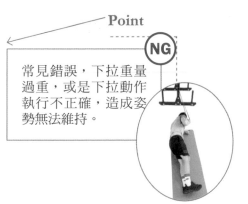

訓練肌群

軀幹穩定肌群、下肢穩定肌群、髖關節內收肌群

Dynamic feet elevated side plank
20 — 動態腳抬高側棒式

側棒式動作的進階動作，利用訓練躺椅將下肢墊高，並進行軀幹穩定的連續動態動作，能夠同時訓練核心軀幹穩定，與下肢髖關節內收肌群的連同作用，訓練脊椎與髖關節的動態平衡能力。

1

呈側棒式預備姿勢。上方腳掌內側置於訓練躺椅上。

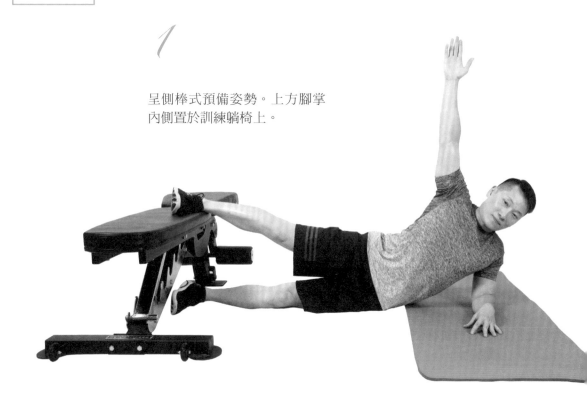

OSS 這樣做

執行動態側棒式動作時，將身體盡量向前、向後延伸，單側手肘、腳板外側向地板使力，撐起身體，想像躺椅處有一氣球，雙腳將其夾破。

- 撐起身體至呈一直線。
- 下方腳靠近躺椅下方，反覆動作。
  在動作尚未結束前，向下動作時，
  臀部不接觸地板。

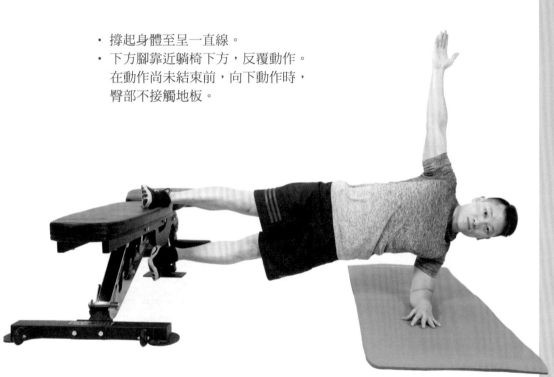

Point

動態動作下，下放臀部時，容易變成側邊屈曲軀幹，在能夠維持軀幹穩定的情況下，緩慢移動。

訓練肌群

軀幹穩定肌
群、髖關節
伸展肌群、
髖關節屈曲
肌 群、 肩
關節穩定肌
群、肩胛骨
穩定肌群

21 —
酒杯式走路

Goblet walk

將負重置於身體前側，進行走路動作，對於軀幹前側穩定能力，
與手臂負荷重量下的動作維持，具有良好的訓練效果。
酒杯式動作皆能夠提供良好的胸椎延伸提示，在初學負重走路系
列動作時，姿勢容易被破壞或本身習慣彎曲胸椎的操作者，能夠
直覺的完成動作。

將壺鈴或啞鈴置於
酒杯式姿勢下。

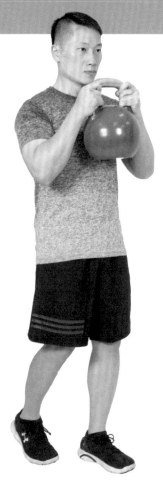

這樣做

酒杯負重走路時，手肘向身體前方推出，並想像身體向上方延伸，姿勢較容易維
持穩定。

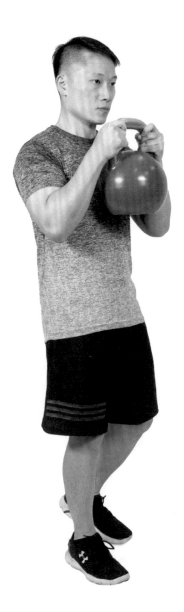

驅幹維持穩定，向前走動。

 Point

NG

將負重物以酒杯式負荷時，勿將重量放置於腹部上方，令脊椎彎曲。

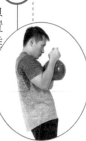

訓練肌群

軀幹穩定肌群、髖關節伸展肌群、髖關節屈曲肌群、肩關節穩定肌群、肩胛骨穩定肌群

Farmer walk

22 —
雙手垂放式走路

將負荷之重量提起，並置於身體兩側，此種負重方式對現代人來說較為直覺，所以通常能夠負重起相當大的重量。但在無法維持脊椎延伸的操作者上，較容易造成無法完成或姿勢造成力量不平衡，而使得訓練效果大打折扣。此種狀況下，也許選擇其他核心訓練動作，或是酒杯式走路更為洽當。

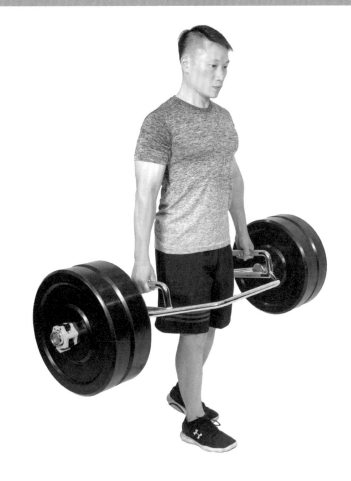

這樣做

雙手垂放負重走路時，肩膀稍微向後上方提起，並想像身體向上方延伸，姿勢較容易維持穩定。

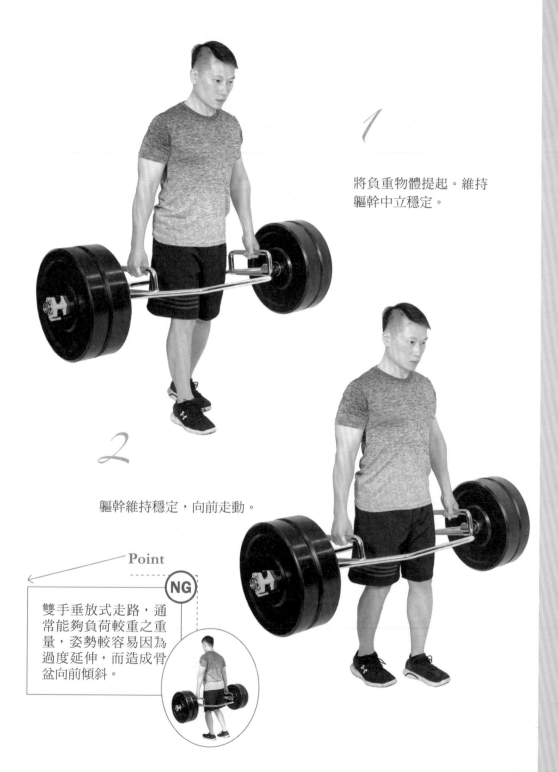

1

將負重物體提起。維持
軀幹中立穩定。

2

軀幹維持穩定，向前走動。

Point

NG

雙手垂放式走路，通
常能夠負荷較重之重
量，姿勢較容易因為
過度延伸，而造成骨
盆向前傾斜。

訓練肌群

軀幹穩定肌
群、髖關節
伸展肌群、
髖關節屈曲
肌群、肩
關節穩定肌
群、肩胛骨
穩定肌群

23 —
公事包走路

Suitcase walk

以單側負重執行負重走路，能夠在走動時抵抗軀幹側邊屈曲的訓練，並且因單側負重的情形下，走動造成的晃動，使得公事包走路同時能作為抵抗旋轉的訓練，同時對於身體重心在移動時的感知能力，也能夠有所提升。

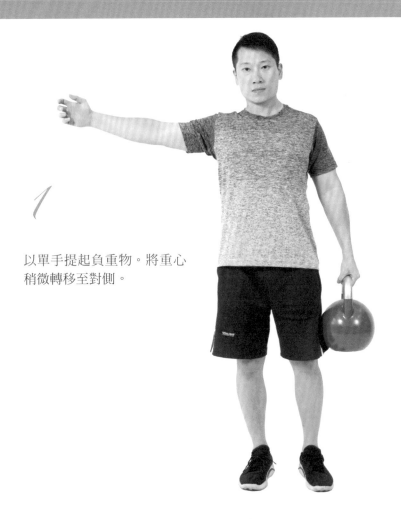

以單手提起負重物。將重心
稍微轉移至對側。

這樣做

公事包走路時，單側肩膀稍微向後上方提起，並使負荷之物體離開大腿外側，想像身體向上方延伸，姿勢較容易維持穩定。

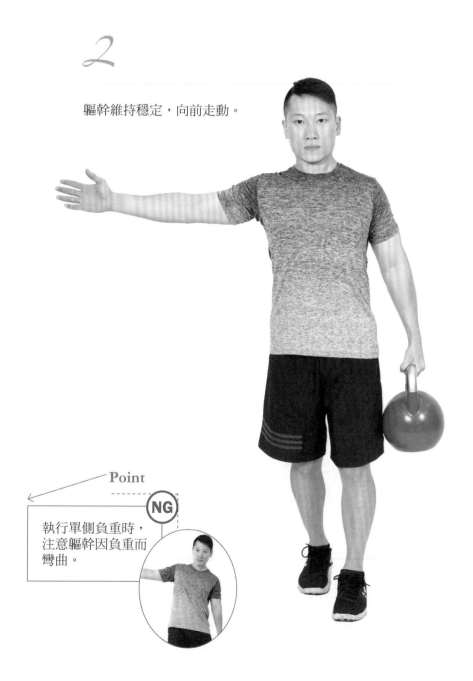

2

軀幹維持穩定，向前走動。

Point

NG

執行單側負重時，
注意軀幹因負重而
彎曲。

訓練肌群

軀幹穩定肌
群、髖關節
伸展肌群、
髖關節屈曲
肌群、肩
關節穩定肌
群、肩胛骨
穩定肌群

24 — Over head walk
過頭負重走路

以將負重抬起過頭執行負重走路，訓練效益與公事包走路相仿，但負荷之重量無法與公事包走路相提並論。但因為負重位置較高，對於抵抗側邊屈曲的訓練上效益較好，同時將負重過頭長時間的穩定，也能夠訓練上肢垂直推、拉時的姿勢維持，與關節穩定能力。

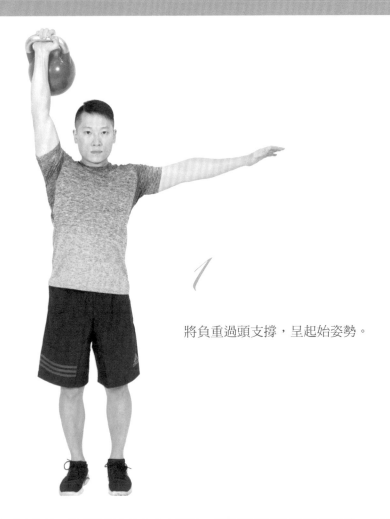

1

將負重過頭支撐，呈起始姿勢。

過頭負重走路時，單手持握負重向上方延伸，想像雙肩膀呈平行的連接線，並且維持，姿勢較容易維持穩定。

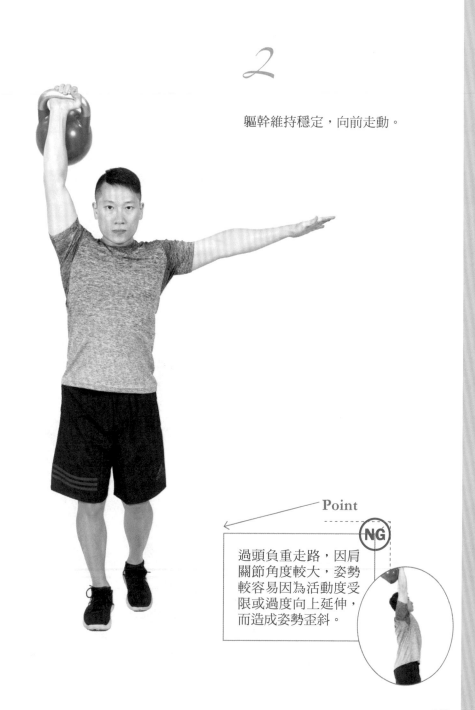

2

軀幹維持穩定，向前走動。

Point

NG

過頭負重走路，因肩
關節角度較大，姿勢
較容易因為活動度受
限或過度向上延伸，
而造成姿勢歪斜。

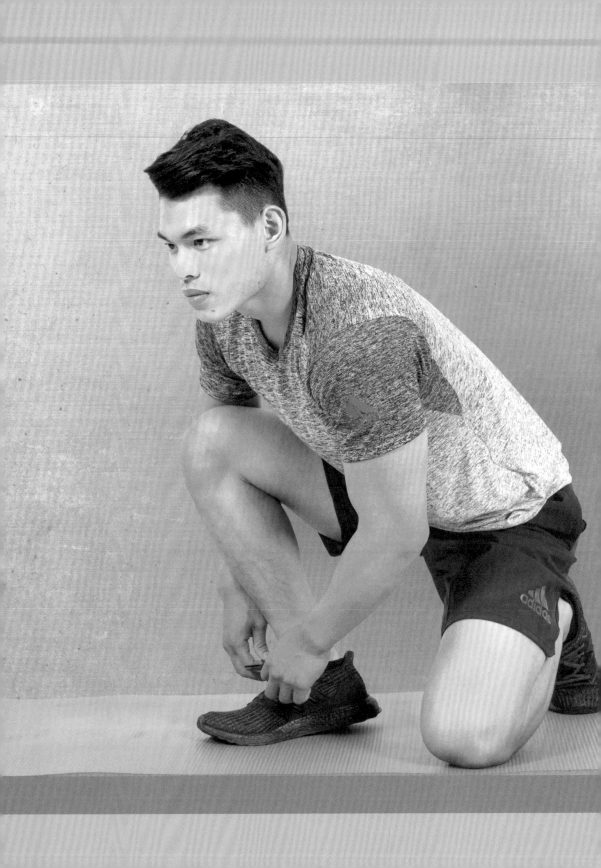

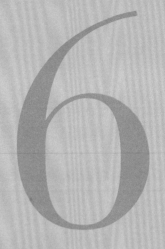

PART

肌內效
肌內效貼布對訓練上的應用：
固定肌群，增強運動表現

　　正確的貼紮方式矯正姿勢、固定肌群，
降低運動過程帶來的傷害，在自然拉伸收
縮中為訓練著力。

　　貼布固定端稱為「錨點」，回縮方向與
貼紮施作方向相反，利用貼布回縮現象產
生物理作用，藉以模仿肌肉或筋膜用力，
達到協助肌肉用力、減緩痠痛；提拉皮膚，
增加皮下組織空間、促進組織液流動，消
除腫脹等功用。

何謂肌內效貼布（Kinesiology Tape）？

肌內效貼布，由仿人體皮膚彈性纖維的棉織布、特殊凝膠及背紙組成。本身不含任何藥物成分，利用貼布回縮現象產生物理作用，藉以模仿肌肉或筋膜用力，達到協助肌肉用力、減緩痠痛；提拉皮膚，增加皮下組織空間、促進組織液流動，消除腫脹等功用。

貼布的顏色，並非代表其效能，單純只是產品分眾，或是客製化包裝而已。

肌內效貼布基礎知識

貼布拉展施力大致可分三程度：自然、中度與強度。貼布剪裁形狀常用則有：I型、Y型、X型、爪型。本書中列舉範例，均施中度張力，使用I型貼布。
貼布固定端稱為「錨點」，回縮方向與貼紮施作方向相反。
伸展貼紮的部位，讓該肌肉可達到最大拉撐、延展，此階段行為稱「擺位」。
貼布不論廠牌每格寬度都是5公分，背紙上均有每5公分一條的橫線，可以做為剪裁測量時的依據。

貼紮五步驟：剪→撕→貼→拉→擦

- 剪：剪裁所需之貼布長度、形狀。
- 撕：撕開貼布背紙。
- 貼：固定好貼布錨點。
- 拉：除去剩餘背紙，施加適當貼布拉力。
- 擦：擦一擦貼布，使其熱感凝膠發揮作用，讓貼布能完全貼附於皮膚上。

貼紮準備與注意要點

△貼紮部位是否已清潔乾淨？可適時使用酒精棉片清潔。

△貼紮部位碰水後，請以毛巾、衛生紙輕拍壓乾，或使用冷風吹風機吹乾即可。

△日常生活可貼2～3天。

△大量流汗後，建議更換貼布。

△撕除貼布時，請一手輕壓皮膚、另一手輕拉貼布，減少對皮膚的刺激。

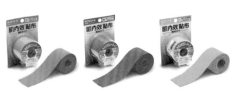

【下肢推】
股四頭肌（促進）＋髕骨穩定

貼紮目的：

1、增強股四頭肌的運動表現。

2、穩定髕骨的運動軌跡，減緩外翻症狀。

◆ 股四頭肌貼紮法

◎貼布 2 條，I 型，中度拉力。

◎準備姿勢：站姿，貼紮側膝關節向後彎曲，髖關節向後伸直，單手抓住腳踝處。

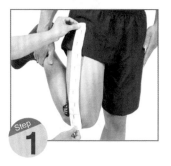 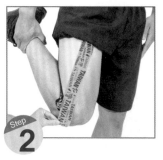 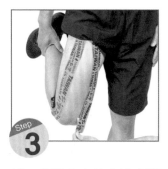

測量貼布長度：
從髂前下棘，量到脛骨粗隆（若是不方便貼太高，從鼠蹊下方開始）。

貼紮：一條貼布錨點固定在髂前下棘（或大腿中段偏上處），接著向下沿往膝蓋外側方向順貼，避開髕骨，貼到脛骨粗隆。

另一條貼布也依上述步驟施行貼紮，不同之處在於，向下沿著膝蓋內側方向順貼。

 完成。

◆ 穩定髕骨

◎貼布一條，長度 2.5 格，I 型，中度張力。

◎準備姿勢：站姿或坐姿均可，膝蓋微彎。

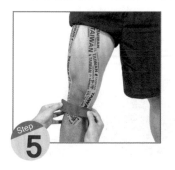

包覆髕骨外緣：
錨點加壓髕韌帶中央（或髕骨痛點），兩端使用中度張力朝橫向順貼。

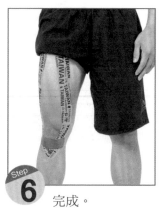 完成。

【下肢拉】
豎脊肌促進貼紮

貼紮目的：
脊椎兩側豎脊肌強化，減少痠痛。

◆下背豎脊肌貼紮法
◎貼布 2 條，長度各 5 格，I 型，中度拉力。
◎準備姿勢：跪姿，屁股坐在腳跟上，身體盡量前彎延展。

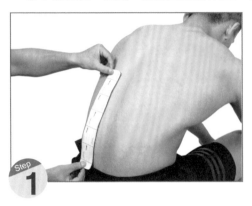

從脊椎兩旁、髂骨（骨盆上緣）開始，量到肩胛骨下緣。

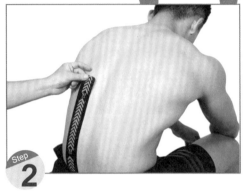

貼布從髂骨（骨盆上緣）、脊椎兩旁開始，往上沿著脊椎側邊，貼到肩胛骨下緣。

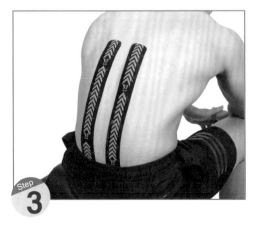

另一邊也依上述步驟施行貼紮。

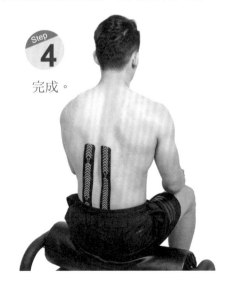

完成。

三角肌強化 + 肩關節穩定貼紮

貼紮目的：

1、增強三角肌的運動表現。2、穩定肩關節的運動軌跡。

◆外側三角肌貼紮法

◎貼布 2 條，I 型，中度拉力。

◎準備姿勢：坐姿。貼三角肌前段時，手向後背；貼三角肌後段時，手向前摸對
　　　　　側肩膀。

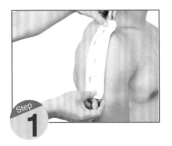
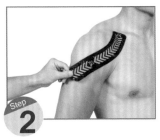
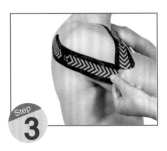

量測貼布長度：
從三角肌終點（三角粗隆），量到肩峰。

三角肌前束：
擺位：欲貼紮的手，用「稍息」的姿勢，將手背在腰後。
貼紮：將錨點貼於鎖骨外側三分之一處，沿著三角肌前束的線條貼到三角肌終點 (三角粗隆) 的位置。

三角肌後束：
擺位：欲貼紮的手，水平內收擺在對側的肩膀上。
貼紮：錨點位於肩胛骨往肩膀方向突起來的骨突 (肩胛骨棘)，然後順著三角肌後束的肌肉線條，往三角肌終點 (三角粗隆) 貼。

◆穩定肩關節

◎貼布 1 條，I 型，中度拉力。

◎量測：約三格大小，能覆蓋肩關節即可。

◎準備姿勢：無需特殊擺位，手臂自然下垂即可。

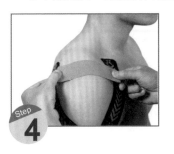

穩定肩關節：
貼紮：將貼布由中間撕開背紙，稍稍對貼布施加拉力，對準肩關節的正中央部位貼下。貼布兩側的部分則不用施加拉力，順勢貼上即可。

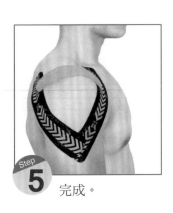

完成。

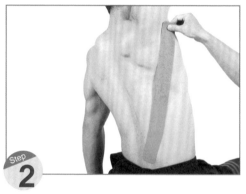

【上肢拉】
闊背肌促進貼紮

貼紮目的：
背部闊背肌強化，減少痠痛。

◆闊背肌貼紮法

◎貼布 2 條，I 型，中度拉力。

◎準備姿勢：坐姿，將手放在對側肩膀上，向對側旋轉上半身，身體盡量前彎延展。

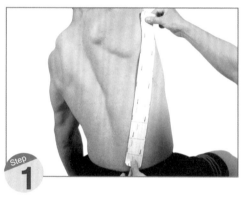

Step 1

以貼布測量貼紮部位之脊椎旁骨盆上緣，至肩胛骨下角附近的長度，退半格。

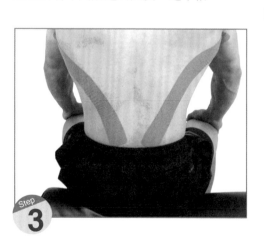

Step 2

貼紮：貼布從骨盆上緣、脊椎兩旁開始往兩側斜上施作，經過肩胛骨下角貼到兩側腋下。

Step 3

另一邊也依上述步驟施行貼紮。

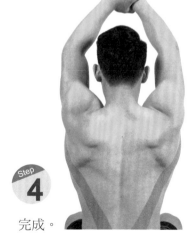

Step 4

完成。

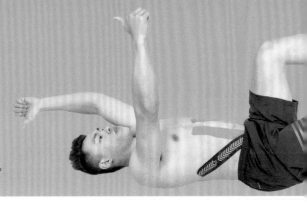

【核心】
腹外斜肌促進貼紮

貼紮目的：
腹部腹斜肌強化，支持維持軀幹平衡。

◆腹外斜肌貼紮法

◎貼布 1 條，I 型，中度拉力。
◎準備姿勢：下半身側躺，上半身再向對側轉到平躺。

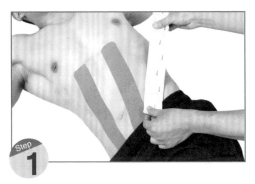

從恥骨聯合附近，量到身體旁肋骨下緣。

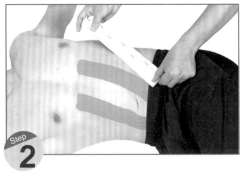

擺位：下半身側躺，上半身再向對側轉到平躺。

貼紮：貼布從恥骨聯合附近開始，往斜上沿著肋骨下緣，貼到身體旁側。

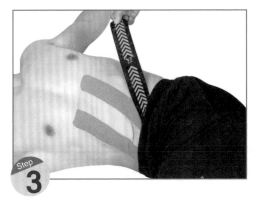

另一邊也依上述步驟施行貼紮。

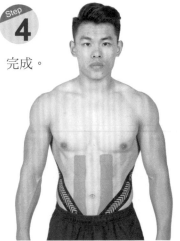

完成。

※ 更多貼紮知識線上看：http://bit.ly/bookworkout1

肌內效EX

附錄一
運動改變你的未來，學員現身說法

「沒有時間運動？」還在為自己找藉口嗎？ Just do it, Humans!
世界很紛亂，要學著堅強，讓自己累積厚實力，就從鍛鍊身體做起，你會慢慢看見這些令人驚喜的改變！

——郭順眞，幼兒園助理老師
自己總認為女生就應該纖細、苗條才是好看，從沒想過自己會接觸重訓訓練、有氧訓練、拳擊課程、體能訓練，但至從自己跨出了這一步後，才真正意識到當勻稱、結實、飽滿能展現出自己的自信與美麗。

——郭靜諭，馬拉松人妻
訓練對於我來說是痛苦，但撐一下就會過去，成績會進步，你會對你自己有更大的肯定以及自信心，不論是在身體或是在心理層面。只要肯踏出這一步，誰都不能阻止你想改變的決心。五年前的我，應該也沒想到自己可以完成標馬，甚至還去日本參加賽事。

——周樺，未來大律師
我本來是個討厭運動的人，經過兩年持續規律的練習，發現對身體的控制與耐力都進步了，開始喜歡上運動。一開始的確很辛苦，但只要持續堅持，身體會給你很大的回饋。另外，因為運動的訓練，也增強了我的意志力，在生活上變得更要求自己做的完美，這是我沒預期到的事呢！大家一起來運動吧。

——江怡佩，有夢想的中年婦女
當運動變成一種習慣，就跟呼吸喝水一樣的自然，持續的訓練之下，我看到了自己的改變，遇見更好的自己！

——張翰元，規律的白領族
運動的好處，就是讓原本有點駝背的姿勢變得挺立，外八的步伐也因為肌力成長而回歸正常，關節活動度也慢慢地增加，原本容易腰酸背痛的問題也都一個個消失。

——丁同學，體脂爆表的上班族
每一次運動時，持續感受到健身所帶來的身體變化，這種感覺真的很好！

——陳姿吟，兩個孩子的媽
肌力訓練和核心的加強，改善了腰痠背痛的毛病，以前常常得去整椎按摩，運動之後幾乎沒有再去過了，運動同時也改善了睡眠品質，增強體力。有了這些好處，當然再怎麼辛苦，還是得繼續堅持下去啊！

——紹萍，減肥成功的女孩
雖然每次上到氣喘吁吁、累得半死、回家又會痠痛，但卻又是很爽快的一件事 XD！短短兩個月，覺得現在自己體態比以前更好看也更有信心！

──雅涵，排球天使
非常享受於被大家驚嘆怎麼瘦了這麼多，整個小了一號，運動不只影響了我的體態也讓我的心靈獲得了滿足！

──鄭佳昀，決心改變的年輕媽咪
持續三個月的固定訓練，肌肉收縮用力或是身體關節的控制指令，都能即時調整好，原本想要加強的下肢與腿部曲線也日漸明顯，訓練中的續航力也有很大的進步。

──吳承翰，五專體能王
接觸健身之前，自己的身體不怎麼好，但從開始訓練後，不管是體能、身形，甚至是肌肉線條都有顯著成果！

── Belinda，辣手人妻
很多朋友跟我說，運動在家裡就可以自己做了，為什麼還要找教練？自己這三年的感想是，專業教練可以讓我避免大重量訓練時，因姿勢不良而受到運動傷害，也不會花時間做重訓白工。運動讓我感覺更好，一點一滴的超越自己的肌耐力極限，更有自信。

──鍾復年，健身工程師
平時工作都是坐著弓著背打電腦，造成關節活動度不足，透過關節活動度開發及穩定度的訓練，讓我了解如何控制我的身體，又例如爆發力訓練、身體位移等訓練，讓我更能在籃球場上發揮球技。BOSS 教練的專業訓練，是我生活中的朋友，透過適性化的調整適合我的訓練模式，讓我的身體、心理都因為訓練、運動達到平衡與滿足。

──王之琦，泡芙工程師
在 FB 看到 BOSS 教練說：「請把你／妳交給我！」當時我的腳已經到了無法久走，需要有人攙扶的地步，抱著姑且一試的心情。藉由課程中全身的肌力訓練，從走路、短距離跑，再到慢跑，逐步加強腿部肌肉，改善膝蓋內旋（天生扁平足）。漸漸的，膝蓋不再是我走跳的絆腳石，我的體態回正，身材也越來越好，非常感謝 BOSS 教練這些日子的訓練。

──陳冠伶，生命哲學家
訓練是什麼？就是能夠與生活結合，這才是運動的本質。
一個好的教練要如明鏡及強心針，BOSS 教練會帶我檢視身體較弱的部位，並具體說明要如何強化，當我動作的不理想時，他總能以唾手可得的物品以及口語上的提示幫助我調整，讓身體能夠記憶正確的動作，使我對身體有更大的察覺，同時體現在我的工作上。

附錄二
實用課表編排，三階段循序漸進計劃

核心概念
進入課表之前，讀者必須先了解幾件重要的事情：

一、課表不是絕對的
依照訓練當天的身、心理狀況，微調出適合當下的課表。

二、維持平衡發展
課表須維持平衡發展，不會因為大量安排核心動作，就可以擁有平坦的小腹，更不會因為大量的下肢訓練，就能夠得到超模的翹臀。維持整體性，均衡發展的安排即可。

三、符合漸進超負荷原則
初始接觸一張課表時，可能會感覺有些困難，但經過一段時間的訓練後，體能逐漸加強之下，最後就能輕鬆應對，此時適當的提升重量或次數，即可達到漸進式效果。

四、恢復後，才是進步的開始
訓練不會讓你進步，恢復才會！適當安排休息時間與足夠的休息日，並且保持生活作息、飲食健康與充足的睡眠，才是進步的基石。

五、紀錄課表，觀察進度
養成記錄訓練課表的習慣，能夠提供可視化目標進程，訓練難免會遇到反覆、麻木與卡關的狀況，持續翻閱課表紀錄，往往可以發現自己進步了不少，也能大大減少相同錯誤的發生。

六、不要急著加重，先提高次數
本章節中課表範例，使用的訓練動作次數與組數，初始皆為六下三組，再進階到七下三組，最後為八下三組，並使用相同的重量，目的是讓初學者接觸新的動作或姿勢時，能夠在相同的重量刺激之下，逐漸增加可控制性，達到穩定的表現，再增加重量，或是進階為較難的動作。

七、提防過度使用
本章節中課表範例，訓練動作選擇的範圍，依可訓練天數而增減，原因是越多的訓練天數，是為了避免相同的動作模式，出現次數過於頻繁，造成過度使用或傷害的發生，而提出較多不同模式可供選擇。較少的天數，因訓練量減少，並且有較多的休息日，相對減低不少傷害風險，此時在弱點項目加強訓練，可加快學習，並加深對動作模式的記憶。

八、請教專業，永遠是最快的路
雖然本書為了能夠降低人們接觸訓練前的門檻，而設計出簡易的操作準則與課表範例，但萬事起頭難，對初學者來說，接觸一個新的動作，有時就像接觸一門專業科學一樣困難，這時請教專業教練，調整並發現自己沒注意之細節，也許是最快的方法。

週課表範例

四日課表						
週一	週二	週三	週四	週五	週六	週日
雙邊下肢拉	上肢水平推	休息日	雙邊下肢推	上肢水平推	休息日	休息日
單邊下肢推	上肢垂直拉		單邊下肢拉	上肢斜向拉		
上肢垂直推	趴／躺姿系列		上肢斜向推	跪／站姿系列		
上肢水平拉	負重走路系列		上肢水平拉	負重走路系列		
棒式系列			側棒式系列			

三日課表						
週一	週二	週三	週四	週五	週六	週日
雙邊下肢拉	休息日	上肢水平推	休息日	雙邊下肢推	休息日	休息日
單邊下肢推		上肢斜向推		單邊下肢拉		
上肢垂直推		上肢垂直拉		上肢斜向拉		
上肢水平拉		核心系列		上肢水平拉		
核心系列		核心系列		核心系列		

兩日課表	
第一日	第二日
雙邊下肢動作	雙邊下肢動作
單邊下肢動作	單邊下肢動作
上肢推動作	上肢推動作
上肢拉動作	上肢拉動作
核心系列	核心系列

三階段四日課表安排與動作選擇

本書中課表將分為三個主要的訓練階段，每個階段分別為三週、為期九週循序漸進的訓練計劃，每一階段分別有不同的訓練目標，卻又互相連結。

初學者藉由本書課表能夠學習完整的動作模式、肌力的提升，以及符合大部分人體功能性的訓練。

本書只將四日課表做範例動作選擇及安排，因四日課表有較多時間做全面的安排，也較為複雜。

▲第一階段：建立基礎動作模式

透過此階段能夠用較簡單的動作模式，累積足夠的動作次數，並且得到足夠的訓練量。使整體的動作品質提升，替往後可能的高強度訓練打下基礎，但記得本書的目的在於拋磚引玉，基礎無時無刻都需要重新校正並持續練習，因為人體的狀況永遠是變動的，沒有百試百靈的萬靈藥。

另外，此階段的動作選擇與動作負重方式，較符合現代人容易出現的人體功能不協調的狀況，本階段的動作能夠簡單的被操作與反覆執行，並且加深人體對動作模式的記憶與使用方式，並轉移到日常生活中。

▲第二階段：建立穩定的動作表現

此階段的課表較上個階段來說，同樣在建立人體動作模式的基礎，較為不同的是，第一階段課表之動作設計，是為了能夠幫助人體藉由外力提高自體的穩定能力，繼而能夠較不費力地完成動作，但第二階段的動作設計恰恰相反。本階段希望藉由負重方式或是執行動作時的姿勢擺位，來增高人體在執行動作時，所需要的穩定能力，藉由此種方式能夠拉長累積起的良好動作模式之使用時間，或是不同情況下的運用。

▲第三階段：建立力量表現

此階段訓練分為幾個大項，第一項為重新回到高穩定的動作，在良好的模式下累積力量，雖然力量並不是每個訓練者的目標所在，但力量為一切的母數，若是沒有力量，人無法良好的控制與移動身體，沒有力量相對的沒有足夠支撐人體的肌肉，更不用提是否能有良好的體態或是代謝，幫助瘦身。

第二項為移動的基礎建立，人是動物，動物的本能是為了生存、覓食與繁衍而活，這些本能都建立在移動上，試想現代常見的文明病，哪一項不是因為不動而造成的呢？

第三項為延續上一階段的思維，使用動作來刺激人體本身需要自體穩定與控制的能力，但更為困難。

[關於課表安排上的難處]

本章節只提供四日課表之完整範例，原因是四日課表涵蓋了本書中幾乎所有的動作細項，安排上會較為複雜，可能難以著手，在動作強度的進退階上也較為明顯。然而，若是不當安排下，亦較容易發生不可預期的狀況。因此，仍建議執行前，先行諮詢專業教練，調整符合至個人體能狀態。

二、三日課表因天數減少，休息恢復的時間變多，在動作方向上選擇範圍也較大，能夠針對弱點項目在當週課表重複練習，但每個人的弱項皆不相同，故不提供範例參考。

第一階段一日	第一週次數	第二週次數	第三週次數
六角槓硬舉	6 下	7 下	8 下
六角槓硬舉	6 下	7 下	8 下
六角槓硬舉	6 下	7 下	8 下
酒杯式分腿蹲	6 下 / 邊	7 下 / 邊	8 下 / 邊
酒杯式分腿蹲	6 下 / 邊	7 下 / 邊	8 下 / 邊
酒杯式分腿蹲	6 下 / 邊	7 下 / 邊	8 下 / 邊
站姿啞鈴肩推	6 下	7 下	8 下
站姿啞鈴肩推	6 下	7 下	8 下
站姿啞鈴肩推	6 下	7 下	8 下
單手划船	6 下 / 邊	7 下 / 邊	8 下 / 邊
單手划船	6 下 / 邊	7 下 / 邊	8 下 / 邊
單手划船	6 下 / 邊	7 下 / 邊	8 下 / 邊
棒式	20 秒	30 秒	40 秒
棒式	20 秒	30 秒	40 秒
棒式	20 秒	30 秒	40 秒
第一階段二日	第一週次數	第二週次數	第三週次數
啞鈴臥堆	6 下	7 下	8 下
啞鈴臥堆	6 下	7 下	8 下
啞鈴臥堆	6 下	7 下	8 下
半跪姿垂直下拉	6 下	7 下	8 下
半跪姿垂直下拉	6 下	7 下	8 下
半跪姿垂直下拉	6 下	7 下	8 下
死蟲運動	8 下 / 邊	10 下 / 邊	12 下 / 邊
死蟲運動	8 下 / 邊	10 下 / 邊	12 下 / 邊
死蟲運動	8 下 / 邊	10 下 / 邊	12 下 / 邊
雙手垂放式式走路	20 公尺	30 公尺	40 公尺
雙手垂放式式走路	20 公尺	30 公尺	40 公尺
雙手垂放式式走路	20 公尺	30 公尺	40 公尺

第一階段三日	第一週次數	第二週次數	第三週次數
酒杯式深蹲	6 下	7 下	8 下
酒杯式深蹲	6 下	7 下	8 下
酒杯式深蹲	6 下	7 下	8 下
單手輔助單腳硬舉	6 下 / 邊	7 下 / 邊	8 下 / 邊
單手輔助單腳硬舉	6 下 / 邊	7 下 / 邊	8 下 / 邊
單手輔助單腳硬舉	6 下 / 邊	7 下 / 邊	8 下 / 邊
啞鈴斜上臥推	6 下	7 下	8 下
啞鈴斜上臥推	6 下	7 下	8 下
啞鈴斜上臥推	6 下	7 下	8 下
槓鈴斜上反式划船	6 下	7 下	8 下
槓鈴斜上反式划船	6 下	7 下	8 下
槓鈴斜上反式划船	6 下	7 下	8 下
側棒式	15 秒 / 邊	20 秒 / 邊	25 秒 / 邊
側棒式	15 秒 / 邊	20 秒 / 邊	25 秒 / 邊
側棒式	15 秒 / 邊	20 秒 / 邊	25 秒 / 邊
第一階段四日	第一週次數	第二週次數	第三週次數
抬高伏地挺身	6 下	7 下	8 下
抬高伏地挺身	6 下	7 下	8 下
抬高伏地挺身	6 下	7 下	8 下
半跪姿 X 型下拉	6 下	7 下	8 下
半跪姿 X 型下拉	6 下	7 下	8 下
半跪姿 X 型下拉	6 下	7 下	8 下
半跪姿腹前推	8 下 / 邊	10 下 / 邊	12 下 / 邊
半跪姿腹前推	8 下 / 邊	10 下 / 邊	12 下 / 邊
半跪姿腹前推	8 下 / 邊	10 下 / 邊	12 下 / 邊
酒杯式走路	20 公尺	30 公尺	40 公尺
酒杯式走路	20 公尺	30 公尺	40 公尺
酒杯式走路	20 公尺	30 公尺	40 公尺

第二階段一日	第一週次數	第二週次數	第三週次數
六角槓硬舉	6 下	7 下	8 下
六角槓硬舉	6 下	7 下	8 下
六角槓硬舉	6 下	7 下	8 下
單手垂放分腿蹲	6 下 / 邊	7 下 / 邊	8 下 / 邊
單手垂放分腿蹲	6 下 / 邊	7 下 / 邊	8 下 / 邊
單手垂放分腿蹲	6 下 / 邊	7 下 / 邊	8 下 / 邊
站姿啞鈴交替肩推	12 下	14 下	16 下
站姿啞鈴交替肩推	12 下	14 下	16 下
站姿啞鈴交替肩推	12 下	14 下	16 下
棒式單手划船	6 下 / 邊	7 下 / 邊	8 下 / 邊
棒式單手划船	6 下 / 邊	7 下 / 邊	8 下 / 邊
棒式單手划船	6 下 / 邊	7 下 / 邊	8 下 / 邊
棒式交替碰肩	16 下	20 下	24 下
棒式交替碰肩	16 下	20 下	24 下
棒式交替碰肩	16 下	20 下	24 下
第二階段二日	第一週次數	第二週次數	第三週次數
啞鈴交替臥推	12 下	14 下	16 下
啞鈴交替臥推	12 下	14 下	16 下
啞鈴交替臥推	12 下	14 下	16 下
滑輪下拉	6 下	7 下	8 下
滑輪下拉	6 下	7 下	8 下
滑輪下拉	6 下	7 下	8 下
鳥狗運動	8 下 / 邊	10 下 / 邊	12 下 / 邊
鳥狗運動	8 下 / 邊	10 下 / 邊	12 下 / 邊
鳥狗運動	8 下 / 邊	10 下 / 邊	12 下 / 邊
雙手垂放式走路	20 公尺	30 公尺	40 公尺
雙手垂放式走路	20 公尺	30 公尺	40 公尺
雙手垂放式走路	20 公尺	30 公尺	40 公尺

第二階段三日	第一週次數	第二週次數	第三週次數
前蹲舉	6 下	7 下	8 下
前蹲舉	6 下	7 下	8 下
前蹲舉	6 下	7 下	8 下
單手垂放單腳硬舉	6 下 / 邊	7 下 / 邊	8 下 / 邊
單手垂放單腳硬舉	6 下 / 邊	7 下 / 邊	8 下 / 邊
單手垂放單腳硬舉	6 下 / 邊	7 下 / 邊	8 下 / 邊
啞鈴斜上臥推	6 下	7 下	8 下
啞鈴斜上臥推	6 下	7 下	8 下
啞鈴斜上臥推	6 下	7 下	8 下
TRX 斜上反式划船	6 下	7 下	8 下
TRX 斜上反式划船	6 下	7 下	8 下
TRX 斜上反式划船	6 下	7 下	8 下
直膝側棒式划船	8 下 / 邊	10 下 / 邊	12 下 / 邊
直膝側棒式划船	8 下 / 邊	10 下 / 邊	12 下 / 邊
直膝側棒式划船	8 下 / 邊	10 下 / 邊	12 下 / 邊
第二階段四日	第一週次數	第二週次數	第三週次數
抬高 / 平行伏地挺身	6 下	7 下	8 下
抬高 / 平行伏地挺身	6 下	7 下	8 下
抬高 / 平行伏地挺身	6 下	7 下	8 下
交替 X 型下拉	12 下	14 下	16 下
交替 X 型下拉	12 下	14 下	16 下
交替 X 型下拉	12 下	14 下	16 下
弓步姿腹前直推	8 下 / 邊	10 下 / 邊	12 下 / 邊
弓步姿腹前直推	8 下 / 邊	10 下 / 邊	12 下 / 邊
弓步姿腹前直推	8 下 / 邊	10 下 / 邊	12 下 / 邊
公事包走路	15 公尺 / 邊	20 公尺 / 邊	25 公尺 / 邊
公事包走路	15 公尺 / 邊	20 公尺 / 邊	25 公尺 / 邊
公事包走路	15 公尺 / 邊	20 公尺 / 邊	25 公尺 / 邊

第三階段一日	第一週次數	第二週次數	第三週次數
六角槓硬舉	6 下	7 下	8 下
六角槓硬舉	6 下	7 下	8 下
六角槓硬舉	6 下	7 下	8 下
酒杯式側蹲	6 下 / 邊	7 下 / 邊	8 下 / 邊
酒杯式側蹲	6 下 / 邊	7 下 / 邊	8 下 / 邊
酒杯式側蹲	6 下 / 邊	7 下 / 邊	8 下 / 邊
站姿單手啞鈴肩推	6 下 / 邊	7 下 / 邊	8 下 / 邊
站姿單手啞鈴肩推	6 下 / 邊	7 下 / 邊	8 下 / 邊
站姿單手啞鈴肩推	6 下 / 邊	7 下 / 邊	8 下 / 邊
啞鈴屈體划船	6 下	7 下	8 下
啞鈴屈體划船	6 下	7 下	8 下
啞鈴屈體划船	6 下	7 下	8 下
棒式交替伸手	16 下	20 下	24 下
棒式交替伸手	16 下	20 下	24 下
棒式交替伸手	16 下	20 下	24 下
第三階段二日	第一週次數	第二週次數	第三週次數
單手啞鈴臥推	6 下 / 邊	7 下 / 邊	8 下 / 邊
單手啞鈴臥推	6 下 / 邊	7 下 / 邊	8 下 / 邊
單手啞鈴臥推	6 下 / 邊	7 下 / 邊	8 下 / 邊
引體向上 / 輔助	6 下	7 下	8 下
引體向上 / 輔助	6 下	7 下	8 下
引體向上 / 輔助	6 下	7 下	8 下
熊爬 / 前進後退	10 公尺 / 向	15 公尺 / 向	20 公尺 / 向
熊爬 / 前進後退	10 公尺 / 向	15 公尺 / 向	20 公尺 / 向
熊爬 / 前進後退	10 公尺 / 向	15 公尺 / 向	20 公尺 / 向
雙手垂放式走路	20 公尺	30 公尺	40 公尺
雙手垂放式走路	20 公尺	30 公尺	40 公尺
雙手垂放式走路	20 公尺	30 公尺	40 公尺

第三階段三日	第一週次數	第二週次數	第三週次數
背蹲舉	6 下	7 下	8 下
背蹲舉	6 下	7 下	8 下
背蹲舉	6 下	7 下	8 下
雙手垂放單腳硬舉	6 下 / 邊	7 下 / 邊	8 下 / 邊
雙手垂放單腳硬舉	6 下 / 邊	7 下 / 邊	8 下 / 邊
雙手垂放單腳硬舉	6 下 / 邊	7 下 / 邊	8 下 / 邊
高跪地雷管肩推	6 下 / 邊	7 下 / 邊	8 下 / 邊
高跪地雷管肩推	6 下 / 邊	7 下 / 邊	8 下 / 邊
高跪地雷管肩推	6 下 / 邊	7 下 / 邊	8 下 / 邊
平行反式划船	6 下	7 下	8 下
平行反式划船	6 下	7 下	8 下
平行反式划船	6 下	7 下	8 下
直膝側棒式下拉	8 下 / 邊	10 下 / 邊	12 下 / 邊
直膝側棒式下拉	8 下 / 邊	10 下 / 邊	12 下 / 邊
直膝側棒式下拉	8 下 / 邊	10 下 / 邊	12 下 / 邊
第三階段四日	第一週次數	第二週次數	第三週次數
平行 / 腳抬伏地挺身	6 下	7 下	8 下
平行 / 腳抬伏地挺身	6 下	7 下	8 下
平行 / 腳抬伏地挺身	6 下	7 下	8 下
單手 X 型下拉	6 下 / 邊	7 下 / 邊	8 下 / 邊
單手 X 型下拉	6 下 / 邊	7 下 / 邊	8 下 / 邊
單手 X 型下拉	6 下 / 邊	7 下 / 邊	8 下 / 邊
站姿腹前直推	8 下 / 邊	10 下 / 邊	12 下 / 邊
站姿腹前直推	8 下 / 邊	10 下 / 邊	12 下 / 邊
站姿腹前直推	8 下 / 邊	10 下 / 邊	12 下 / 邊
單手過頭負重走路	15 公尺 / 邊	20 公尺 / 邊	25 公尺 / 邊
單手過頭負重走路	15 公尺 / 邊	20 公尺 / 邊	25 公尺 / 邊
單手過頭負重走路	15 公尺 / 邊	20 公尺 / 邊	25 公尺 / 邊

附錄三
BOSS 教練群介紹

王鴻霖　林昱志　黃瓚媖　黃威皓　吳俊頤

陳鎬驛　張晉堅

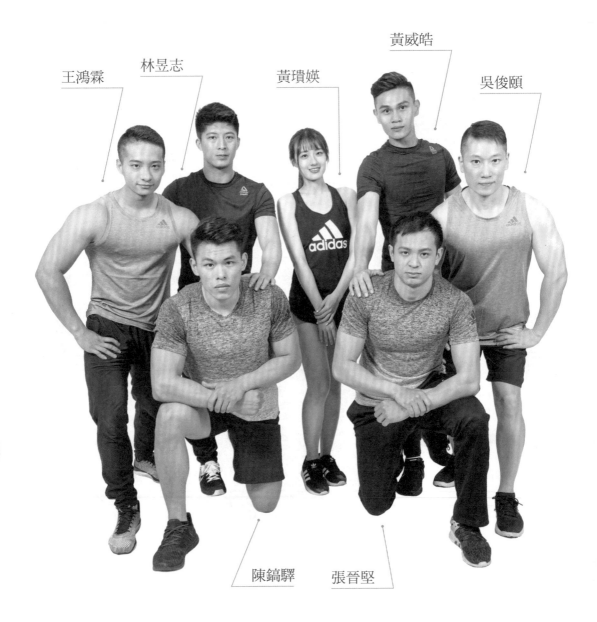

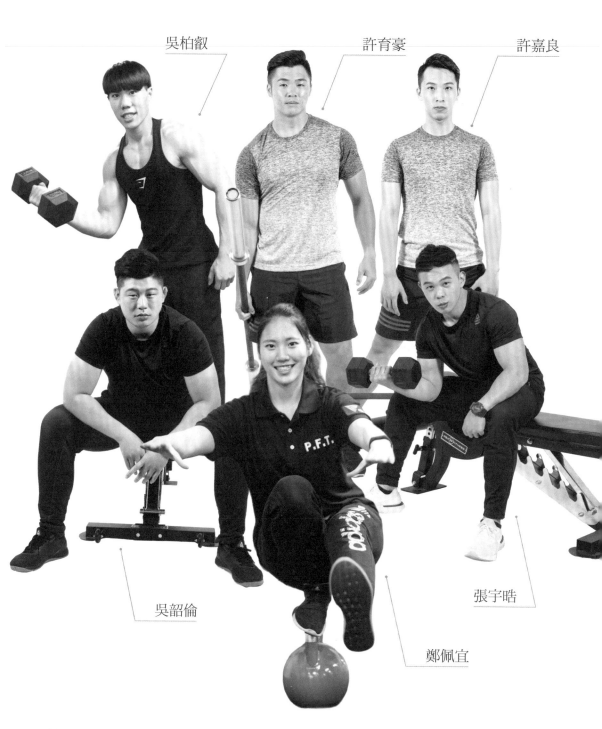

吳柏叡　　　許育豪　　　許嘉良

吳韶倫　　　鄭佩宜　　　張宇晧

224

國家圖書館出版品預行編目 (CIP) 資料

運動吧，全人類!BOSS 健身一次到位的訓練指南 /
BOSS 健身工作室作 . -- 第一版 . -- 臺北市 : 博思智庫，
民 107.07 面；公分 . -- (美好生活；26)
ISBN 978-986-96296-2-1(平裝)

1. 健身運動 2. 體能訓練

411.71   107009040

美好生活 | *26*

運動吧，全人類！ BOSS 健身一次到位的訓練指南
Just do it, Humans.

作　　者｜ BOSS 健身工作室
總 審 訂｜黃威皓
總 校 閱｜吳韶倫
動作指導｜張宇皓
文字編輯｜林昱志
動作示範｜吳柏叡、張晉堅、陳鎬驛、鄭佩宜、王鴻霖、
　　　　　許育豪、許嘉良、吳俊頤
執行編輯｜吳翔逸
編輯協力｜李海榕
美術編輯｜蔡雅芬

發 行 人｜黃輝煌
社　　長｜蕭艷秋
財務顧問｜蕭聰傑
出 版 者｜博思智庫股份有限公司
地　　址｜ 104 台北市中山區松江路 206 號 14 樓之 4
電　　話｜ (02)25623277
傳　　真｜ (02)25632892

總 代 理｜聯合發行股份有限公司
電　　話｜ (02)29178022
傳　　真｜ (02)29156275

印　　製｜永光彩色印刷股份有限公司
定　　價｜ 380 元
第一版第一刷 中華民國 107 年 7 月

ISBN 978-986-96296-2-1
©2018 Broad Think Tank Print in Taiwan

博思智庫股份有限公司

博思智庫粉絲團　　Facebook.com/broadthinktank

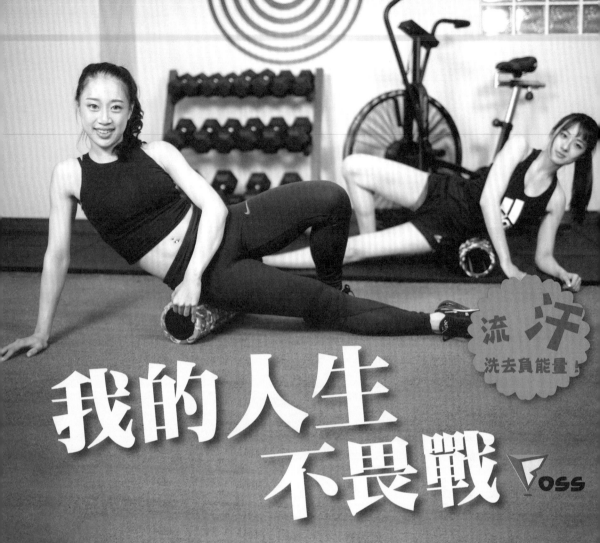

流汗
洗去負能量！

我的人生不畏戰 Voss

正面迎擊，勇敢俐落做自己！

上班燒腦，下班操煩，過度超載的人生，
換來頻頻當機的身體？
生活中的種種考驗，時常讓人喘不過氣，
Stop! Just do it. 來運動吧！

用運動改變你的未來，從現在開始做起。

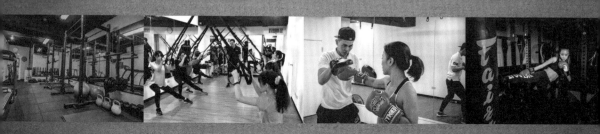

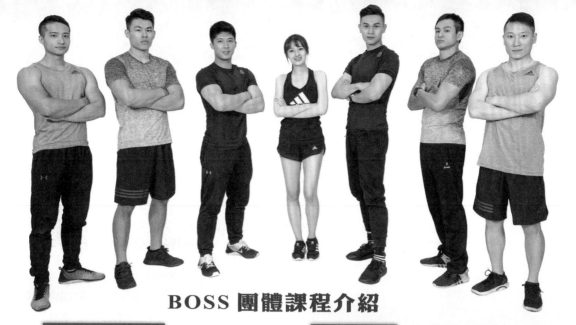

BOSS 團體課程介紹

懸吊系統（TRX）

利用繩子製造不平衡狀態，進行全身性訓練，對於核心穩定有一定的挑戰。

體態雕塑

著重於肌耐力訓練，讓您的肌肉更緊實、身體更有線條。

間歇燃脂（易爆汗）

利用動作組合運動時間與休息時間差，使您快速流汗，達到消耗熱量效果。

拳擊散打

拳擊加上踢、打、摔單攻擊和防守，以專項訓練為主軸的技巧訓練。

MV 舞蹈

學習藝人、偶像的 MV 舞蹈動作。

Power 懸吊

Boss 獨特的系統課程，是進階版的懸吊系統，跟著音樂節拍做動作，會比較有趣但也比較累。

綜合體能

著重在訓練心肺，會用分站式的方式上課。

互動式格鬥

拳擊結合體適能訓練動作，例如蹲、跑跳、波比跳、橫向移動、跨步。

流行舞蹈

沒有特定的舞蹈風格，結合時下最流行的舞蹈動作。

瑜珈提斯

結合瑜珈和皮拉提斯，可以使肢體更加協調，並提高肢體柔軟度。

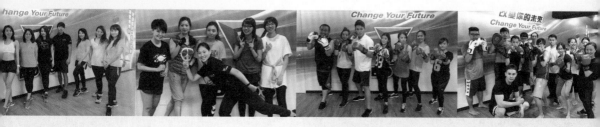

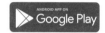
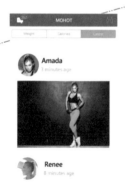
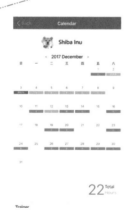
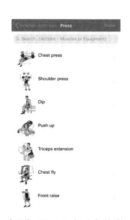
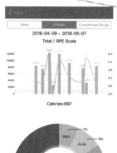
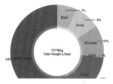